Evidence-based logopedie

Bij de uitgave *Evidence-based logopedie* is aanvullend materiaal digitaal beschikbaar.
Ga hiervoor naar de website:
http://extras.springer.com/
Vul in het zoekveld *Search ISBN* het ISBN van het boek in:
978-90-313-7600-1.

Evidence-based logopedie

Logopedisch handelen gebaseerd
op wetenschappelijke evidentie

Hanneke Kalf
Joost de Beer

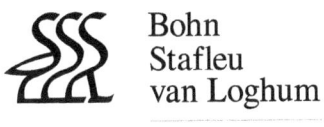

Houten 2011

© 2011 Bohn Stafleu van Loghum, onderdeel van Springer Media
Alle rechten voorbehouden. Niets uit deze uitgave mag worden verveelvoudigd, opgeslagen in een geautomatiseerd gegevensbestand, of openbaar gemaakt, in enige vorm of op enige wijze, hetzij elektronisch, mechanisch, door fotokopieën of opnamen, hetzij op enige andere manier, zonder voorafgaande schriftelijke toestemming van de uitgever.
Voor zover het maken van kopieën uit deze uitgave is toegestaan op grond van artikel 16b Auteurswet j° het Besluit van 20 juni 1974, Stb. 351, zoals gewijzigd bij het Besluit van 23 augustus 1985, Stb. 471 en artikel 17 Auteurswet, dient men de daarvoor wettelijk verschuldigde vergoedingen te voldoen aan de Stichting Reprorecht (Postbus 3051, 2130 KB Hoofddorp). Voor het overnemen van (een) gedeelte(n) uit deze uitgave in bloemlezingen, readers en andere compilatiewerken (artikel 16 Auteurswet) dient men zich tot de uitgever te wenden.

Samensteller(s) en uitgever zijn zich volledig bewust van hun taak een betrouwbare uitgave te verzorgen. Niettemin kunnen zij geen aansprakelijkheid aanvaarden voor drukfouten en andere onjuistheden die eventueel in deze uitgave voorkomen.

ISBN 978 90 313 7600 1
NUR 896

Ontwerp omslag: Studio Bassa, Culemborg
Ontwerp binnenwerk: Studio Bassa, Culemborg
Automatische opmaak: Crest Premedia Solutions (P) Ltd, Pune, India

Eerste druk 2004
Tweede, geheel herziene druk 2011

Bohn Stafleu van Loghum
Het Spoor 2
Postbus 246
3990 GA Houten

www.bsl.nl

Inhoud

Voorwoord prof. dr. P.H. Dejonckere bij de eerste druk   10

Woord vooraf bij de tweede, geheel herziene druk   12

1	**Inleiding**	14
1.1	Wat is evidence-based handelen?	14
1.2	Evidentie in de logopedie	16
1.3	Niveaus van evidentie	18
1.4	De PICO-vraag	21
1.5	Opbouw en gebruik van dit boek	22
2	**Richtlijnen en systematische reviews**	23
2.1	Inleiding	23
2.2	Richtlijnontwikkeling	23
2.3	Aanbevelingen	24
2.4	Het gebruiken van richtlijnen	27
2.5	Het beoordelen van richtlijnen	28
2.6	Systematische reviews	29
2.7	Publicatiebias	32
2.7.1	Is de vraagstelling die ten grondslag ligt aan de systematische review duidelijk?	32
2.7.2	Zijn de criteria voor de te includeren studies voor deze review expliciet beschreven?	33
2.7.3	Wordt de zoekstrategie reproduceerbaar beschreven?	34
2.7.4	Is de selectie van de te includeren artikelen onafhankelijk uitgevoerd?	35

2.8	Kwaliteitsverschillen	35
2.8.1	Is de kwaliteit van de geïncludeerde artikelen reproduceerbaar en valide beoordeeld?	35
2.8.2	Is de kwaliteitsbeoordeling van de geïncludeerde artikelen onafhankelijk uitgevoerd?	37
2.8.3	Is de data-extractie onafhankelijk uitgevoerd?	37
2.8.4	Is de datapresentatie eenduidig?	39
2.9	Heterogeniteit	41
2.9.1	Is de homogeniteit respectievelijk heterogeniteit van de studies gecontroleerd?	41
2.9.2	Worden de resultaten uit de afzonderlijke studies terecht gecombineerd?	42
2.9.3	Is een sensitiviteitsanalyse uitgevoerd?	43
3	**Diagnostiek: beoordeling van een valideringsonderzoek**	**45**
3.1	Inleiding	45
3.2	Validiteit van het onderzoek	48
3.2.1	Is er een valide referentietest gebruikt als gouden standaard?	49
3.2.2	Zijn de resultaten van de referentietest en de indextest onafhankelijk van elkaar beoordeeld?	49
3.2.3	Werd de indextest onafhankelijk afgenomen van andere relevante informatie over de werkelijke toestand van de patiënt?	50
3.2.4	Zijn de indextest en de referentietest beide bij alle patiënten afgenomen?	50
3.2.5	Is de referentietest toegepast voordat op basis van de resultaten van de indextest al een behandeling is gestart?	51
3.2.6	Was de selectie van patiënten voor het onderzoek valide?	52
3.3	Toepasbaarheid van de resultaten	52

3.3.1	Is de onderzochte indextest geschikt voor toepassing op uw eigen patiënten?	52
3.3.2	Is de test reproduceerbaar en kosteneffectief?	52
3.4	Belang van de resultaten	53
3.4.1	Diagnostische waarden in percentages	54
3.4.2	Diagnostische waarden in verhoudingen (ratio's)	61
3.5	Oefeningen	69
4	**Therapie: beoordeling van een interventieonderzoek**	**72**
4.1	Inleiding	72
4.2	Validiteit van het onderzoek	78
4.2.1	Heeft randomisatie plaatsgevonden?	78
4.2.2	Is sprake van een geblindeerde toewijzing van de interventie?	78
4.2.3	Zijn de groepen aan het begin van het onderzoek vergelijkbaar?	80
4.2.4	Wordt het intention-to-treat-principe gevolgd?	80
4.2.5	Zijn de uitkomsten expliciet beschreven?	81
4.2.6	Wordt de kwaliteit van de meetinstrumenten beschreven?	83
4.2.7	Is er sprake van een follow-up?	83
4.2.8	Is er sprake van blindering?	85
4.2.9	Zijn de beide groepen verder gelijk behandeld?	87
4.3	Toepasbaarheid van de resultaten	88
4.3.1	Is de in het onderzoek beschreven behandelsituatie uitvoerbaar in de eigen praktijk?	88
4.3.2	Zijn dezelfde resultaten bij de eigen patiënt te verwachten?	88
4.4	Belang van de resultaten	89
4.4.1	Grootte van het effect	89
4.5	Oefeningen	96

5	**Beoordeling van kwalitatief onderzoek**	98
5.1	Inleiding	98
5.2	De essentie van het kwalitatief onderzoeksparadigma	99
5.2.1	De sociale realiteit	99
5.2.2	Consequenties voor de kwalitatieve methodologie	99
5.2.3	Methoden van kwalitatief onderzoek	101
5.3	Beoordeling van kwalitatief onderzoek	103
5.3.1	Zijn de relevantie en het doel van het onderzoek duidelijk omschreven?	104
5.3.2	Wordt het theoretisch referentiekader adequaat beschreven?	105
5.3.3	Zijn de onderzoeksmethoden en -technieken geschikt voor het onderzoeksdoel?	105
5.3.4	Is de selectie van deelnemers adequaat voor het onderzoeksdoel?	108
5.3.5	Zijn de data op een adequate manier verzameld?	110
5.3.6	Zijn de data grondig geanalyseerd?	112
5.3.7	Worden de uitkomsten en conclusies van het onderzoek helder beschreven?	113
5.3.8	Eindoordeel. Is de kwaliteit voldoende én is de studie bruikbaar?	113
6	**Het vinden van geschikte artikelen**	115
6.1	Inleiding	115
6.2	Databases	115
6.2.1	Gratis databases	116
6.2.2	Databases via abonnement of bibliotheek	118
6.3	Verkrijgen van het gewenste artikel of rapport	120
6.4	Zoekstrategieën	121
6.5	Logopedie in wetenschappelijke tijdschriften	124
	Uitwerking van de oefeningen	126
	Bij hoofdstuk 3 Diagnostiek	126
	Bij hoofdstuk 4 Therapie	127

Literatuur	129
Verklarende woordenlijst	132
Over de auteurs	141
Register	142

Voorwoord prof. dr. P.H. Dejonckere bij de eerste druk

Dit boek gaat om – zoals de auteurs dat in hoofdstuk 1 aangeven – 'het gewetensvol, expliciet en oordeelkundig gebruik van het huidige beste bewijsmateriaal om beslissingen te nemen voor individuele patiënten'.

De toename van wetenschappelijke kennis binnen praktisch alle aspecten van de gezondheidszorg is waarschijnlijk nooit zo spectaculair geweest als tijdens de laatste decennia. Vaak wordt in eerste instantie gedacht aan fundamenteel onderzoek (zoals moleculaire biologie en celbiologie) waardoor basismechanismen van pathologische processen ontsluierd werden. Wat echter misschien nog meer opvalt, is het steeds groeiende belang en gewicht van het onderzoek op klinisch epidemiologisch vlak, gewoon omdat dit onderzoek meestal directer zijn maatschappelijke relevantie bewijst. De relatie tussen roken en kanker van de luchtwegen is door epidemiologisch – niet door fundamenteel – onderzoek aangetoond!

Bij de klassieke onderwerpen van epidemiologisch (en biostatistisch) onderzoek horen vanzelfsprekend normerings- en valideringsstudies van diagnostisch materiaal, en effectiviteitsonderzoek van interventies. Dus kan bijvoorbeeld een therapiekeuze niet meer (alleen) bepaald worden op basis van een logische redenering vanuit de pathogenetische kennis, maar (idealiter) op basis van de concrete uitkomsten van een methodologisch correcte 'clinical trial'. Daarnaast hebben allerlei maatschappelijke ontwikkelingen, enigszins politiek-financieel getint, ervoor gezorgd dat vergoeding van met name het paramedisch handelen steeds meer gaat berusten op de bewezen evidentie dat het werkt (en dan liefst nog zo goedkoop mogelijk).

Artsen worden eigenlijk al lang opgeleid met het fundamentele begrip dat er, bij het diagnosticeren zowel als bij het behandelen, steeds een verantwoorde afweging dient te worden gemaakt van de wetenschappelijke bewijzen die beschikbaar zijn. Weliswaar kan de geneeskunde een beroep doen op een traditie van wetenschappelijk onderzoek – in het bijzonder binnen gebieden zoals dat van de farmacotherapeutische gerandomiseerde double blind trials – waar de methodiek redelijk eenvoudig is. In de logopedie – waar het verwetenschappelijkingsproces jonger is, waar interventies vaker betrekking hebben op het gedrag van de patiënt en waar de persoonlijke eigenschappen van de therapeut een grotere rol spelen – is effectiviteitsevidentie aantonen veel minder evident!

De auteurs van dit boek verrichten hier pionierswerk. Met hun enthousiasme slagen zij erin om op boeiende wijze, en aan de hand van pertinente voorbeelden, de logopedist een nieuwe, verfrissende visie te geven op het vak, en vooral een nieuw model van beredeneerd denken, gebaseerd op wetenschappelijke methodologie.

De ruime professionele en didactische ervaring van de auteurs heeft ze echter ook bewustgemaakt van de beperkingen, gevaren en valstrikken. Zij weten de lezer te waarschuwen voor de noodzakelijke nuanceringen: een test is zelden ideaal, en een bepaalde therapie is niet altijd geïndiceerd voor een specifieke patiënt, al is er statistische evidentie dat die (voor de meerderheid van deze soort patiënten) effectiever is dan alle andere. Richtlijnen, protocollen en effectiviteitsevidentie zijn er ook om – wanneer nodig en gefundeerd – van te kunnen afwijken! Dit is een stap verder, maar van even groot belang.

Evidence-based logopedie pleit niet alleen voor een nieuwe visie op de logopediepraktijk; het is tevens een didactisch werk (met toepassingen en oefeningen) en een praktische wegwijzer in het verwerven van en omgaan met wetenschappelijke informatie: concrete gegevens worden verstrekt over websites, databanken en tijdschriften, en over de methodiek voor het beoordelen van artikelen.

Nu de tijd aangekomen is dat er 'professionele' logopediewetenschappers worden gevormd, is dit werk uitermate welkom. De Nederlandse logopedie mag er trots op zijn.

Prof. dr. P. H. Dejonckere
Gewoon hoogleraar Foniatrie en Logopedie, Universiteit Utrecht
Gasthoogleraar Katholieke Universiteit Leuven
2004

Woord vooraf bij de tweede, geheel herziene druk

Zoals in 2004 bij de eerste druk van dit boek was te verwachten, moesten we voor de tweede druk diverse onderdelen aanpassen en in een enkel geval zelfs vervangen, omdat ze door de tijd zijn ingehaald. De beoordelingscriteria van studies en de berekeningen van uitkomstmaten zijn onveranderd gebleven, maar de rest van het boek laat zien dat er in zes jaar tijd veel is gebeurd.

Om te beginnen kreeg het boek in 2005 de Branco van Danzig-prijs van de Nederlandse Vereniging voor Logopedie en Foniatrie. Vervolgens vond het boek vlot zijn weg naar diverse gebruikers, vooral in het initieel onderwijs. Inmiddels is evidence-based practice zo'n begrip geworden, dat we het laatste hoofdstuk 'Evidence-based handelen in de praktijk', dat bedoeld was als aanmoediging, hebben geschrapt. De hoofdstukken over diagnostiek en therapie zijn wat ingekort en de belangrijkste berekeningen aangevuld met betrouwbaarheidsintervallen. Het hoofdstuk over het vinden van literatuur is helemaal aangepast aan de huidige digitale stand van zaken.

Ook hebben we een heel nieuw hoofdstuk geschreven over de beoordeling van kwalitatief onderzoek en hebben we het hoofdstuk over systematische reviews aangevuld met uitleg over het gebruik van evidence-based richtlijnen. Ten slotte zijn extra overzichten en hulpmiddelen zoals rekentabellen nu digitaal te vinden op http://extras.springer.com/. Telkens wanneer we het hebben over de website van dit boek, bedoelen we deze site waar u de benodigde informatie kunt downloaden. Voor in het boek vindt u een korte handleiding voor het gebruik van de website.

Kijkend naar de huidige bachelor-masterstructuur in het onderwijs, menen we dat het grootste deel van het boek geschikt is voor bachelorstudenten. Een aantal onderdelen gaat wat dieper op de stof in; we kunnen ons voorstellen dat die meer in masterstudies thuisho-

ren, zoals het verschil tussen odds en kans (hoofdstuk 3) of het beoordelen van systematische reviews (hoofdstuk 2).
We hopen met deze tweede, geheel herziene druk tegemoet te komen aan de behoeften van de moderne gebruikers en ontvangen graag hun commentaar.

Hanneke Kalf en Joost de Beer
Nijmegen, december 2010

1 Inleiding

1.1 Wat is evidence-based handelen?

In de jaren 1980 ontstond *evidence-based medicine* als toepassing van een nieuwe wetenschappelijke discipline, genaamd 'klinische epidemiologie en biostatistiek', in een nieuwe vorm van medisch onderwijs aan de McMaster University in Toronto (Sackett e.a., 2000). David Sackett en zijn collega's ontwikkelden het toepassen van resultaten uit klinisch epidemiologisch onderzoek – in plaats van enkel informatie in handboeken of de ervaring van de docent – op het nemen van dagelijkse medische beslissingen.

Evidence-based medicine (EBM) is gedefinieerd als 'het gewetensvol, expliciet en oordeelkundig gebruik van het huidige beste bewijsmateriaal om beslissingen te nemen voor individuele patiënten' (Offringa e.a., 2008; Sackett e.a., 2000). Een andere beschrijving is: wetenschappelijk bewijs integreren met de expertise van de behandelaar en de behoefte van de patiënt met de middelen die de behandelaar ter beschikking staan; zie figuur 1.1.

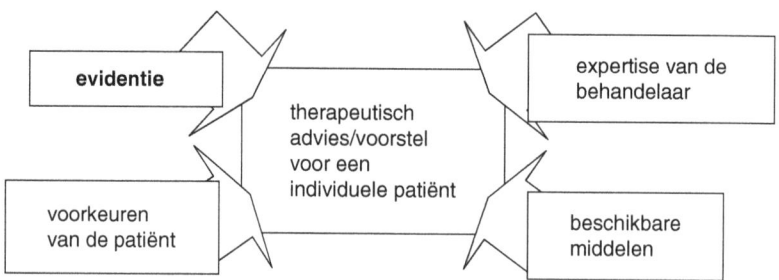

Figuur 1.1 *Evidentie is een van de factoren die van invloed zijn op de voorstellen van een behandelaar aan een individuele patiënt.*

Evidence-based practice is *niet* het genereren en uitvoeren van wetenschappelijk onderzoek, enkel het *gebruiken* ervan. Het wordt daarom ook wel beschreven als het overbruggen van de kloof ('bridging the gap') tussen aan de ene kant de wetenschappers die geacht worden bruikbare evidentie te produceren en te publiceren en aan de andere kant de behandelaars die geacht worden beschikbare evidentie te vinden en te integreren in hun professionele handelen. Wat betreft de behoefte aan evidentie gaat het er niet alleen om dat we willen weten wat werkt, maar vooral ook wat *niet* werkt. Er zijn ongetwijfeld logopedische interventies die niet werkzaam zijn, terwijl we denken dat ze dat wel zijn. Hoewel logopedische handelingen in het algemeen niet schadelijk zijn, kunnen logopedisten wel degelijk fouten maken door een verkeerde of onnodige behandeling te geven. En evidentie dat iets niet werkt is een enorme stimulans om te gaan bewijzen dat iets anders wél werkt. Tegelijkertijd kan er evidentie zijn gepubliceerd die de praktiserend logopedist niet bereikt. Denk bijvoorbeeld aan de wetenschappelijke publicaties van logopediewetenschappers, taalwetenschappers enzovoort, die meestal uitsluitend in wetenschappelijke tijdschriften en proefschriften terug te vinden zijn.

In dit boek gebruiken we de begrippen 'evidence-based practice', EBP in de logopedie of evidence-based logopedie (EBL), dat wil zeggen logopedisten die hun professionele handelen mede baseren op wetenschappelijke evidentie.

Evidence-based handelen is een manier van werken die bestaat uit vijf stappen (Sackett e.a., 2000, Offringa e.a., 2008).

- De behoefte aan informatie omzetten in een beantwoordbare vraag.
- Zoeken naar het beste bewijs dat de vraag kan beantwoorden.
- Kritische beoordeling van het bewijs: is het valide en toepasbaar?
- Met het bewijs een beslissing nemen die past in de omstandigheden en behoeften van de patiënt.
- Evalueren: wat is het resultaat en kan deze werkwijze de volgende keer beter en efficiënter?

Voor het toepassen van deze manier van werken maakt het niet uit of het een medisch of paramedisch c.q. logopedisch probleem betreft. Deze vijf stappen worden in dit boek uitgelegd aan de hand van logopedische voorbeelden.

1.2 Evidentie in de logopedie

Evidence-based handelen is wat betreft methodiek voor elke behandelaar hetzelfde, dus voor logopedisten hetzelfde als voor artsen. Maar een van de verschillen is toch de hoeveelheid beschikbare evidentie, die in de geneeskunde aanzienlijk groter is dan in de logopedie. Daar zijn een aantal redenen voor te bedenken.

De kwaliteit van de therapeut is medebepalend voor de effectiviteit van een therapie, volgens sommigen zelfs allesbepalend. Dat is in veel gevallen waarschijnlijk waar: een ervaren logopedist bereikt betere of snellere resultaten dan een stagiaire of pas afgestudeerde logopedist. Veel ervaring lijkt vooral van belang bij intensieve gedragsveranderende therapieën, zoals stemtherapie of stottertherapie. Het vraagt veel van de vaardigheid van de therapeut om een patiënt tot ander gedrag te krijgen, te motiveren tot oefenen en tot het uitvoeren van ongewone opdrachten. Ofwel 'een goede therapeut met een slechte methode is beter dan een slechte therapeut met een goede methode'. Maar als het resultaat van de behandeling volledig afhankelijk is van één behandelaar, is het weinig zinvol om het effect van een behandel*methode* te onderzoeken. Daarom is er in de geneeskunde veel meer evidentie beschikbaar: een medicijn wel of niet geven of een routineoperatie wel of niet uitvoeren zijn duidelijk meetbare interventies. En overlijden versus overleven is een betrouwbaar vast te stellen uitkomstmaat. Zodra de invloed van de behandelaar zelf een rol gaat spelen, wordt het moeilijker. Daarom worden goede interventiestudies, juist ook medicijnstudies, 'dubbelblind' uitgevoerd; dat wil zeggen dat ook de behandelaar niet weet of de patiënt het echte medicijn of de placebo krijgt toegediend. Dus zelfs de kennis van de behandelaar over de echtheid van het medicijn – de arts doet geen oefeningen met de patiënt – wordt beschouwd als een invloed op het resultaat.

Een andere verklaring voor de nog beperkte hoeveelheid wetenschappelijke logopedische evidentie is het feit dat logopedie of het onthouden daarvan niet levensbedreigend is. Risicovolle interventies dwingen onderzoek af naar de meerwaarde ten opzichte van het risico. Het is niet toevallig dat juist op het gebied van orofaryngeale slikstoornissen het wetenschappelijk onderzoek het laatste decennium zo enorm is toegenomen. Slechte diagnostiek en inadequate behandeling van slikstoornissen kunnen namelijk leiden tot gezondheidsrisico's, zoals ondervoeding en een grotere kans op overlijden, en in andere gevallen juist tot onnodige restricties in voeding.

Aan het einde van de vorige eeuw verschenen publicaties die overzichten gaven van logopedische effectstudies. Enderby en Emerson (1995) schreven het boek *Does speech and language therapy work?* en in het *Journal of Speech Language and Hearing Research* verscheen in 1996 en in 1998 een artikelenreeks van reviews over therapie-effecten in verschillende logopedische stoornisgebieden. Deze beschrijvende overzichten, zogenoemde *narrative reviews*, voldoen niet aan de eisen die tegenwoordig aan *systematic reviews* worden gesteld. Inmiddels zijn er verschillende systematic reviews over logopedische interventies verschenen in de Cochrane-database (zie hoofdstuk 2 en 6). In 2003 verscheen *Evidence-based practice in speech pathology* van Reilly, Douglas & Oates, die de evidentie beschreven van alle belangrijke logopedische domeinen. In 2005 publiceerde het Royal College of Speech Language Therapy (RCSLT) de evidence based *Clinical Guidelines* (zie www.rcslt.org/members/publications/RCSLT_Clinical_Guidelines.pdf). En de eerste Nederlandse monodisciplinaire evidence-based logopedische richtlijn verscheen in 2008 over de ziekte van Parkinson (Kalf e.a., 2008).

Bij de eerste druk van dit boek in 2004 konden we nog weinig zeggen over het gebruik van evidence-based logopedie in Nederland. Destijds waren ook de logopedieopleidingen net gestart met het invoeren van EBL in het curriculum. Dat heeft inmiddels plaatsgevonden en zelfs tot publicaties geleid (Spek, 2010). Of praktiserende logopedisten in Nederland en België tegenwoordig inderdaad veel meer naar literatuur zoeken en zelfstandig beoordelen en interpreteren weten we niet, maar het begrip 'evidence-based' lijkt te zijn ingeburgerd in 'evidence-based cursussen', 'evidence-based handboeken' enzovoort. Kennisoverdracht die gebaseerd is op evidentie heeft tegenwoordig een erkende meerwaarde. Daarbij horen ook overgeneralisaties zoals 'evidence-based literatuur' en 'evidence-based onderzoek'.

EBP is evenmin weg te denken uit de internationale logopedie. Enkele belangrijke demonstraties daarvan waren de keynote lecture van Barbara Dodd op het congres van de International Association of Logopedics and Phoniatrics (IALP) in 2007 (Dodd, 2007) en het verschijnen van het boek *Embedding evidence-based practice in speech-language therapy* van Hazel Roddam en Jemma Skead (Roddam & Skead, 2010). Zij beschrijven internationale voorbeelden rondom vier thema's: het ontwikkelen van kennis en vaardigheden voor evidence-based handelen, het creëren van een stimulerende context voor evidence-based handelen, het toepassen van evidentie om klinische uitdagingen aan te gaan en de toekomst van evidence-based handelen in de logopedie.

1.3 Niveaus van evidentie

Een bekend fenomeen op congressen en studiedagen is dat veel presentaties fundamenteel onderzoek of kwalitatief onderzoek betreffen, zoals nieuw licht op stemplooibewegingen door gebruik van een highspeedcamera, beter begrip van hersenfuncties door gebruik van functionele MRI (fMRI), subtiele aanpassing van taalmodellen dankzij linguïstische analyse enzovoort. Logopedisten waarderen dergelijke resultaten, maar zijn tegelijkertijd geneigd die te beoordelen op therapeutische bruikbaarheid: wat moet ik ermee in de praktijk? Wat heb ik aan die informatie voor de behandeling van mijn patiënten? Zijn logopedisten daarmee wars van wetenschappelijke inzichten? Nee, voor het antwoord op deze vragen zijn kwantitatieve studies nodig die behandelingen op een gecontroleerde manier vergelijken, dus gerandomiseerde gecontroleerde trials (RCT's). Zie de evidentiepiramide in figuur 1.2 voor de opbouw van klinisch relevant bewijs. Dit zegt niets over de kwaliteit van het onderzoek, want een goed uitgevoerde fMRI-studie kan een betere publicatie opleveren dan een onbetrouwbaar uitgevoerde kleine RCT. Het laat vooral zien dat aan onderzoek naar de meerwaarde van een therapie of diagnostische meting jarenlang ander onderzoek voorafgaat. Het begint meestal met de ideeën en hypotheses van deskundigen en fundamenteel onderzoek om de hypotheses te ondersteunen of te weerleggen. Kwalitatief onderzoek is onder andere van belang om beter inzicht te krijgen in gedragsveranderingen en processen. *Case series* zijn beschrijvingen van kleine aantallen patiënten; en als patiënten (cases) op een valide manier vergeleken kunnen worden met gezonde proefpersonen (controls), ontstaat een nog beter inzicht, bijvoorbeeld in de factoren die een aandoening kunnen veroorzaken. Voor het valide vergelijken van goed omschreven behandelingen zijn RCT's nodig. Maar er zijn meerdere RCT's nodig om tot een echte uitspraak te komen of een behandeling werkt of niet en dat wordt gedaan door middel van systematische reviews. In richtlijnen ten slotte is evidentie (bij voorkeur van het hoogste niveau) bij elkaar gebracht om antwoord te geven op diverse klinische vragen.

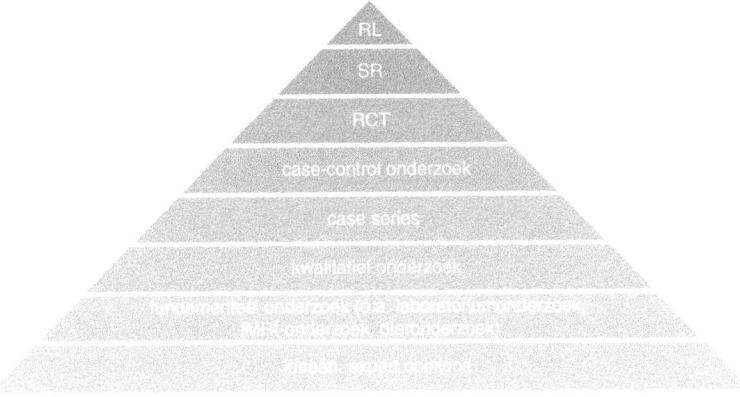

Figuur 1.2 *Evidentiepiramide. Hoe hoger in de piramide, hoe groter de invloed van de evidentie op het therapeutisch handelen. RCT = randomized clinical/controlled trial; SR = systematische review; RL = richtlijn.*

Dichotome uitkomsten versus continue uitkomsten

Dichotome gegevens zijn twee elkaar uitsluitende waarden: ja/nee, wel/niet, vrouw/man enzovoort. Het hebben van dichotome uitkomsten betekent dat van alle patiënten na afloop van het experiment bekend is of zij wel of niet de stoornis hebben, wel of geen verbetering hebben doorgemaakt enzovoort.
Continue uitkomsten zijn veranderingen die uitgedrukt zijn binnen een serie van waarden, bijvoorbeeld een bepaalde testuitslag met daarbij een percentielscore. Met een afkappunt zijn continue waarden overigens weer te dichotomiseren in afwijkend/niet afwijkend of verbeterd/niet verbeterd.

Klinische relevantie versus statistische significantie

Statistische significantie (de p-waarde is kleiner dan 0,05) betekent dat de kans dat een gevonden verschil of effect op toeval berust kleiner is dan 5%. Dat is een belangrijke bevinding, maar niet hetzelfde als een klinisch relevant resultaat. Het gaat in evidence-based handelen met nadruk om de meerwaarde van een interventie voor de patiënt; met andere woorden: het moet relevant zijn, echt iets uitmaken in relatie tot de geleverde fysieke, mentale en financiële inspanning. Een effect kan statistisch significant zijn (vooral als grote groepen patiënten zijn onderzocht), maar toch klein van omvang en klinisch niet de moeite van het toepassen waard. Klinische relevantie wordt in valideringsonderzoek vooral uitgedrukt in de voorspellende waarden van een test (zie hoofdstuk 3) en in interventieonderzoek, vooral in een *number needed to treat* (NNT; zie hoofdstuk 4). Dat kan alleen met dichotome uitkomsten, zodat berekening met 2x2-tabellen mogelijk is. Vandaar dat bij het beoordelen van artikelen de klassieke statistiek buiten beschouwing blijft en een eenvoudige rekenmachine of excelspreadsheet voldoende is.

Maar uit het oogpunt van zorgvuldigheid moeten we eraan toevoegen dat ook eenvoudig te berekenen uitkomsten (zoals het percentage patiënten dat is verbeterd) vergezeld zouden moeten gaan van een betrouwbaarheidsinterval (BI). Van elk experiment kun je je immers afvragen in hoeverre de uitkomsten hetzelfde zijn als je het precies zo nog een keer zou uitvoeren. De conventie is een BI van 95%, dat wil zeggen de laagste tot de hoogste uitkomst waar 95 van de waarden tussen zouden liggen als hetzelfde experiment honderdmaal herhaald zou worden. Hoe kleiner het aantal patiënten – die altijd van elkaar verschillen – hoe verder de uitkomsten bij herhaling uit elkaar liggen (een breder betrouwbaarheidsinterval) ofwel een minder betrouwbare weergave van de werkelijkheid. Dat betekent overigens niet dat het aantal patiënten in een studie altijd zo groot mogelijk moet zijn, maar dat is een methodologische discussie die buiten het bestek van dit boek valt. Zie box 1.1 voor een voorbeeld. De betrouwbaarheidsintervallen worden automatisch berekend in de rekenhulp die op de website (http://extras.springer.com) te vinden is.

> **Box 1.1**
> De Lee Silverman Voice Treatment (LSVT) is internationaal de meest onderzochte logopedische behandeltechniek voor parkinsonpatiënten. In een van de deelstudies (Baumgarter et al., 2001) is onder meer gekeken bij hoeveel patiënten een afname van de heesheid met ten minste 60% was bereikt. De controlebehandeling was ademtherapie. Het ging om twintig patiënten en acht van de dertien (62%) die met LSVT waren be-

handeld hadden een betere stemkwaliteit tegenover één van de zeven (14%) die de ademtherapie kregen. Het absolute verschil is 47%, dus ongeveer de helft van de behandelde parkinsonpatiënten is minder hees na behandeling met LSVT (zie verder hoofdstuk 4). Het 95% BI daarvan is 28 tot 66%. Bij dezelfde uitkomsten met tweehonderd patiënten zou het 95% BI 41 tot 53% geweest zijn.

Tegenwoordig zijn ook de wetenschapskaternen van kranten zoals *de Volkskrant* en *NRC Handelsblad* geregeld gevuld met kritische beschouwingen van het laatste biomedische wetenschappelijke nieuws. Vooral de interpretatie van getallen kan lezers makkelijk op het verkeerde been zetten. Bijvoorbeeld het op veel websites te vinden bericht 'Veel koffiedrinken beschermt tegen het krijgen van de ziekte van Parkinson'. De koffiedrinker denkt: 'Mooi, dat scheelt weer.' De theedrinker denkt: 'Hoeveel koffie, hoeveel kleiner is die kans dan en is dat relevant genoeg om voortaan koffie te gaan drinken?' Voor kritische lezers en consumenten heeft wetenschapsjournalist Hans van Maanen (2009) het boek *Goochelen met getallen – cijfers en statistiek in krant en wetenschap* geschreven. Ook zeer de moeite waard voor logopedisten en studenten die hun rekenvaardigheden in een breder gebied willen leren toepassen.

1.4 De PICO-vraag

Een vraag naar specifieke evidentie (stap 1) wordt in de systematiek van evidence-based handelen geformuleerd als een PICO-vraag (Offringa e.a., 2008). Ook dat is kenmerkend voor het zoeken naar klinische relevantie uit kwantitatief onderzoek. PICO staat voor *patient-intervention-comparison-outcome* en dat houdt het volgende in.

Patient = de patiëntengroep voor wie evidentie wordt gezocht.
Intervention = de interventie waarvan de effectiviteit (therapie) of diagnostische waarde (diagnose) wordt onderzocht, meestal de indexbehandeling of indextest genoemd.
Comparison = de interventie of test waarmee wordt vergeleken: de referentie- of controlebehandeling, of de referentietest.
Outcome = de gewenste uitkomst, bij voorkeur als dichotome maat (zie boven).

Het formuleren van PICO-vragen en het zoeken naar literatuur op basis van de PICO-onderdelen wordt verder besproken in hoofdstuk 6. Het toetsen van artikelen op geschiktheid met behulp van de PICO-onderdelen komt aan de orde in de diverse hoofdstukken.

1.5 Opbouw en gebruik van dit boek

Zoals aan het begin van dit hoofdstuk is beschreven, bestaat evidence-based handelen uit vijf stappen: vraag stellen, informatie zoeken, informatie kritisch beoordelen, informatie toepassen en het resultaat en het proces zelf evalueren. In dit boek beschrijven we de verschillende onderdelen in de omgekeerde volgorde. Vóór het lezen van de beschrijving van het formuleren van vragen en het zoeken naar informatie in databases, is namelijk al enige kennis van epidemiologische begrippen nodig. Daarom vonden we het nuttiger om eerst het kritisch beoordelen van artikelen te behandelen en zo de lezer vertrouwd te maken met begrippen uit de klinische epidemiologie (hoofdstukken 2 t/m 5). Daarna volgt het zoeken naar en selecteren van geschikte artikelen in wetenschappelijke databases, op basis van een goed overdachte vraag (hoofdstuk 6). Op de website zijn de beoordelingsformulieren te vinden die in de hoofdstukken worden besproken. Voor het maken van de berekeningen die in hoofdstuk 3 en 4 worden beschreven, is een eenvoudige rekenmachine voldoende. Op de website staan bovendien de 2x2-tabellen geautomatiseerd in een rekenprogramma.

2 Richtlijnen en systematische reviews

2.1 Inleiding

In hoofdstuk 1 is de evidentiepiramide gepresenteerd. Op de hoogste niveaus bevinden zich de monodisciplinaire en multidisciplinaire richtlijnen. Daarna volgen de systematische reviews. Dit hoofdstuk beschrijft (de beoordeling van) deze vormen van evidentie.

2.2 Richtlijnontwikkeling

Evidence-based richtlijnen zijn 'wetenschappelijk onderbouwde, landelijk geldende, vakinhoudelijke aanbevelingen voor optimale zorg'. Ze moeten zorgverleners ondersteuning kunnen bieden bij de klinische besluitvorming en bevatten ook patiëntenvoorkeuren, kostencomponenten en aspecten van implementatie (Everdingen e.a., 2004). De belangrijkste doelen van evidence-based richtlijnen zijn (Kwaliteitsinstituut voor de gezondheidszorg CBO, 2007; Everdingen e.a., 2004):
- het hanteerbaar maken van (wetenschappelijke) informatiestromen;
- het klinisch handelen meer kunnen baseren op wetenschappelijk bewijs dan op ervaring en meningen;
- minder ongewenste variatie in handelen tussen zorgverleners;
- transparanter kunnen werken, onder andere voor verwijzers.

Richtlijnen zijn een middel om de beste zorg expliciet te maken op basis van twee verschillende bronnen: wetenschappelijke evidentie en de expertise van de deskundigen in de beroepsgroep. Zorgvuldig samengestelde richtlijnen zijn de belangrijkste bron voor behandelaars om evidence-based te kunnen handelen, omdat experts de evidentie hebben samengevat en geformuleerd in aanbevelingen. Dat heet evidence-based richtlijnontwikkeling (EBRO). In Nederland zijn die richtlijnen de afgelopen decennia vooral ontwikkeld door het Kwaliteitsinstituut voor de Gezondheidszorg CBO. Maar richtlijnen zijn geen handboeken of 'kookboeken'; dat wil zeggen dat de behandelaar de aanbevelingen met (eigen)wijsheid moet toepassen op individuele patiënten.

2.3 Aanbevelingen

Als de EBRO-systematiek wordt gevolgd, komen aanbevelingen tot stand volgens een vast proces; zie figuur 2.1.

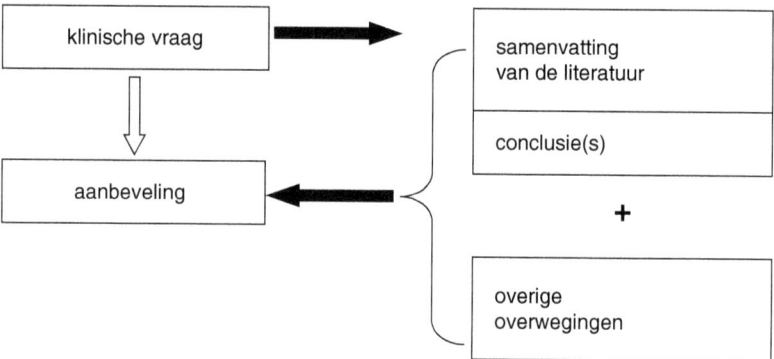

Figuur 2.1 *Het proces van klinische vraag tot aanbeveling.*

Vraag

De uitgangsvraag en de achtergrond of relevantie van de vraag.

Samenvatting van de literatuur

Weergave van de gevonden literatuur, beschrijving van het beste bewijs enzovoort. De gevonden artikelen worden systematisch beschreven in een evidentietabel, die meestal in een bijlage bij de richtlijn is opgenomen.

Conclusie(s)

De conclusie op basis van bovenstaande wetenschappelijke onderbouwing met niveau van bewijs en vermelding van geclassificeerde studies. Er zijn vier niveaus van bewijs, zoals ook te zien is in de evidentiepiramide in hoofdstuk 1: het A-niveau wordt gevormd door de systematische reviews en vergelijkend onderzoek van goede kwaliteit, het B-niveau bestaat uit vergelijkende studies van mindere kwaliteit, onder het C-niveau vallen alle niet-vergelijkende studies, dus bijvoorbeeld kwalitatieve studies, maar ook klinimetrisch onderzoek naar de betrouwbaarheid en validiteit van ernstschalen of vragenlijsten. De meningen van experts vormen het D-niveau. Zie tabel 2.1.

Tabel 2.1	Mate van bewijskracht (levels of evidence).		
	interventie	diagnostisch accuratesse-onderzoek	schade, bijwerkingen, etiologie, prognose
A1	systematisch review van ten minste twee onafhankelijk van elkaar uitgevoerde onderzoeken van A2-niveau		
A2	gerandomiseerd dubbelblind vergelijkend klinisch onderzoek van voldoende kwaliteit	onderzoek ten opzichte van een referentietest met tevoren gedefinieerde afkapwaarden en onafhankelijke beoordeling van de resultaten van de indextest en de referentietest, betreffende een voldoende grote serie van opeenvolgende patiënten die allen de index- en referentietest hebben gehad	prospectief cohortonderzoek van voldoende omvang en follow-up, waarbij adequaat gecontroleerd is voor confounding en selectieve follow-up voldoende is uitgesloten
B	vergelijkend onderzoek, maar niet met alle kenmerken als genoemd onder A2 (ook patiëntcontroleonderzoek, cohortonderzoek)	onderzoek ten opzichte van een referentietest, maar niet met alle kenmerken als genoemd onder A2	prospectief cohortonderzoek, maar niet met alle kenmerken als genoemd onder A2, of retrospectief cohortonderzoek of patiëntcontroleonderzoek
C	niet-vergelijkend onderzoek		
D	mening van deskundigen		

In de conclusie wordt het bewijs samengevat volgens vaste formuleringen die gebaseerd zijn op het niveau en de hoeveelheid van de evidentie; zie tabel 2.2.

Tabel 2.2 Conclusies naar mate van bewijskracht

mate van bewijskracht		omschrijving conclusie en advies
1	ondersteund door ten minste één SR van niveau A1 of ten minste twee onafhankelijk van elkaar uitgevoerde onderzoeken van niveau A2	Het is aangetoond dat… of Men dient…
2	ondersteund door ten minste twee onafhankelijk van elkaar uitgevoerde onderzoeken van niveau B	Het is aannemelijk dat… of Men zou… moeten…
3	ondersteund door één onderzoek van niveau A2 of B of door onderzoeken van niveau C	Er zijn aanwijzingen dat… of Men kan…
4	op grond van meningen van deskundigen, bijvoorbeeld de werkgroepleden	De werkgroep is van mening dat…

Overige overwegingen

Beschrijvingen van andere aspecten waarvoor geen bewijs is, maar die wel meewegen in de keuze voor enige diagnostische of therapeutische interventie, zoals kosten, beschikbaarheid van voorzieningen, patiëntenperspectief, professioneel perspectief of juridisch perspectief. Maar ook inhoudelijke voorstellen over diagnostiek en behandeling van de werkgroep.

Aanbevelingen

Hier komt alles bij elkaar in duidelijk geformuleerde zwakke, matig sterke of sterke aanbevelingen. De sterkte van de aanbevelingen wordt bepaald op basis van een weging van het wetenschappelijk bewijs en overige overwegingen; zie tabel 2.3.

Tabel 2.3 Sterkten van de aanbevelingen.

sterkte van aanbeveling	voorkeursformuleringen
sterk	*positieve aanbeveling:* sterk aan te bevelen/dient/moet/is eerste keuze/is geïndiceerd/is vereist/is de standaard/wordt als standaard beschouwd *negatieve aanbeveling:* sterk te ontraden/dient niet/moet niet/is geen keuze/is gecontraïndiceerd

sterkte van aanbeveling	voorkeursformuleringen
matig sterk	*positieve aanbeveling:* aan te bevelen/adviseren/heeft de voorkeur/streven naar/verdient aanbeveling *negatieve aanbeveling:* niet aan te bevelen/wordt ontraden/verdient geen aanbeveling
zwak	*positieve aanbeveling:* te overwegen/is een optie/kan/er is mogelijk plaats/kan zinvol zijn *negatieve aanbeveling:* is wellicht geen plaats/lijkt niet zinvol/is terughoudendheid geboden
geen	kan geen advies of aanbeveling worden gegeven/niet mogelijk een keuze te maken/er is geen voorkeur uit te spreken

Een sterke aanbeveling moet geïnterpreteerd worden als: 'Je moet goede argumenten hebben om van de aanbeveling af te wijken.' Een matig sterke aanbeveling betekent: 'Het kan anders, maar dit heeft de voorkeur', en een zwakke aanbeveling houdt in: 'Zo zou je het kunnen doen.'

2.4 Het gebruiken van richtlijnen

Richtlijnen zijn alleen zinvol als ze goed gemaakt zijn en ook gebruikt worden. Richtlijnen moeten daarvoor bekendgemaakt zijn, verspreid worden en goed toegankelijk zijn voor de gebruikers (disseminatie). Maar publiceren van en over een richtlijn is niet voldoende; richtlijnen mocten ook geïmplementeerd worden. Een hulpmiddel daarbij is het omzetten van de belangrijkste aanbevelingen in meetbare indicatoren. Soms zijn die te vinden in een bijlage bij de richtlijn, in andere gevallen in een aparte publicatie (Kalf e.a., 2010). Maar ook het toepassen van richtlijnen in onderwijs en het toetsen van de toepassing bij kwaliteits- en accreditatieprojecten zijn aspecten van implementatie.

De individuele gebruiker van een richtlijn kijkt of zijn vraag erin staat en leest de aanbeveling die er het antwoord op geeft. De logopedist die het niet met de aanbeveling eens is, moet dan kijken naar de evidentie en de overige overwegingen en desnoods de evidentietabellen nalezen of de aangehaalde artikelen zelf bestuderen. Voor het beoordelen van individuele studies verwijzen we naar de hoofdstukken 3, 4 en 5. In tegenstelling tot systematische reviews (zie paragraaf 2.6), waarin bij voorkeur alleen A1- en A2-studies (zie paragraaf 2.3) worden opgenomen, kunnen aanbevelingen in richtlijnen ook gebaseerd zijn op lagere evidentie en meningen van experts (consensus-based). Bovendien is de kans iets groter dat fouten in de beoordeling van studies worden gemist, omdat richtlijnen lang niet altijd worden geschreven door geroutineerde onderzoekers. Daarom worden de aanbevelingen van richtlijnen in het algemeen ook getoetst onder een grote groep gebruikers.

De meeste Nederlandse richtlijnen waarin logopedische aanbevelingen staan zijn multidisciplinair, zoals de CBO-richtlijnen 'Beroerte', 'Cerebrale parese', 'Larynxcarcinoom' of 'Ziekte van Parkinson' enzovoort (zie www.cbo.nl). De eerste monodisciplinaire EBRO-richtlijn voor logopedie is de richtlijn 'Logopedie bij de ziekte van Parkinson' (Kalf e.a., 2008). Andere richtlijnen van belang voor logopedie zijn geïnventariseerd door onder andere de NVLF (www.nvlf.nl) en de American Speech-Language-Hearing Association (ASHA; www.asha.org).

2.5 Het beoordelen van richtlijnen

Richtlijnen kunnen worden beoordeeld aan de hand van een internationaal beoordelingsinstrument, het AGREE-instrument: Appraisal of Guidelines for Research & Evaluation (www.agreecollaboration.org).

Het AGREE-instrument bestaat uit 23 items, verdeeld over zes domeinen.

- **Het onderwerp en het doel** (items 1-3) gaat over de vraag of het doel van de richtlijn, de specifieke klinische vragen waarop de richtlijn een antwoord geeft en de patiëntenpopulatie waarop de richtlijn van toepassing is, voldoende specifiek zijn beschreven.
- **De betrokkenheid van belanghebbenden** (items 4-7) richt zich op de mate waarin de richtlijn de opvattingen van de beoogde gebruikers weerspiegelt. Dat betreft zowel de mate waarin alle relevante beroepsgroepen bij het opstellen van de richtlijn betrokken waren, als de mate waarin de voorkeuren van patiënten zijn nagegaan en/of de richtlijn getoetst is onder beoogde gebruikers.
- **De methodologie** (items 8-14) wordt het uitvoerigst bekeken, onder andere of het proces waarin bewijsmateriaal is verzameld

duidelijk en transparant is beschreven en of de richtlijn ook door externe experts is beoordeeld.
- De onderdelen **helderheid en presentatie** (items 15-18) gaan over het taalgebruik en de vorm van de richtlijn, onder andere of er ook kernaanbevelingen zijn geïdentificeerd.
- **De toepassing** (items 19-21) houdt verband met de organisatorische en financiële consequenties van en belemmeringen in het toepassen van de richtlijn.
- **De onafhankelijkheid van de opstellers** (items 22-23) moet aannemelijk zijn gemaakt en beschreven moet zijn of leden van de werkgroep conflicterende belangen hadden.

Alle items worden op een vierpuntsschaal beoordeeld, waardoor er een score per domein kan worden berekend en eventuele zwakke punten van de richtlijn kunnen worden geïdentificeerd.

2.6 Systematische reviews

Er is in de laatste decennia veel veranderd op het gebied van het literatuuronderzoek. Het klassieke overzichtsartikel werd altijd geschreven door een expert op een bepaald vakgebied, doorgaans op uitnodiging van de redactie van een tijdschrift. In een dergelijk overzichtsartikel, een *narratieve review* genaamd, ontbreekt meestal een methodeparagraaf, zodat onduidelijk blijft hoe de selectie van de besproken artikelen precies tot stand is gekomen, waarop ze zijn beoordeeld en op grond waarvan de auteur tot zijn samenvattend oordeel is gekomen. Dat maakt een narratieve review niet controleerbaar en niet reproduceerbaar.
Tegenwoordig wordt literatuuronderzoek opgevat als een vorm van onderzoek die wel controleerbaar en reproduceerbaar moet zijn en waarvoor dus vooraf een onderzoeksprotocol geformuleerd moet zijn. Dat onderzoeksprotocol gaat uit van een expliciete vraagstelling, benoemt de onderzoekseenheden, beschrijft de methode voor het verzamelen van literatuur, verantwoordt waarom bepaalde publicaties niet in de review worden opgenomen, beschrijft op welke criteria de ingesloten studies worden beoordeeld op methodologische kwaliteit en beschrijft de wijze waarop de resultaten inzichtelijk worden gemaakt. Zo'n protocol maakt een review *systematisch*.

De onderzoekseenheden zijn afzonderlijke publicaties. In de meeste systematische reviews zijn dat studies over de effectiviteit van interventies, maar de laatste jaren verschijnen er steeds meer systematische reviews over de validiteit van diagnostische instrumenten (diagnostische systematische reviews) en zelfs over observationeel onderzoek (systematische reviews van observationeel onderzoek). Indien de resultaten van de afzonderlijke studies onderling goed vergeleken kunnen worden, omdat ze een aantal essentiële eigenschappen gemeenschappelijk hebben (hetzelfde type patiënten, dezelfde uitkomstmaten, gemeten met dezelfde instrumenten), kan men die resultaten statistisch poolen. In dat geval spreekt men van een *meta-analyse*. Het blijkt dan in de review mogelijk te zijn om de patiënten uit de afzonderlijke studies samen te nemen en met deze grotere aantallen opnieuw te gaan rekenen, om te komen tot een nauwkeuriger schatting van het effect van een interventie. Wanneer de verschillen tussen de afzonderlijke studies te groot blijken te zijn, wordt die pooling achterwege gelaten.

Een belangrijk doel van statistische pooling of meta-analyse is het genereren van een gecombineerde, samenvattende en preciezere schatting van het effect. Het gaat namelijk om grotere aantallen patiënten dan in de afzonderlijke studies. Bovendien kunnen in meta-analyses vaak beter de effecten in subgroepen worden bestudeerd die in de kleinere, afzonderlijke onderzoeken niet konden worden aangetoond. Al deze mogelijkheden binnen systematische reviews leiden over het algemeen tot nieuwe inzichten die grofweg in drie categorieën kunnen worden ingedeeld.

1 Van interventies wordt duidelijk bewezen dat ze de kans op de gewenste uitkomst voor de patiënt vergroten.
2 Van interventies wordt niet onomstotelijk bewezen dat ze effectief zijn, maar verder onderzoek lijkt zinvol te zijn.
3 Van interventies wordt bewezen dat ze ineffectief zijn en dat ze achterwege kunnen blijven.

Overigens geven systematische reviews nooit antwoord op de vraag waaróm een bepaalde interventie al dan niet effectief is, maar wel op de vraag óf die behandeling effect heeft of niet. Die kennis is vaak praktisch toepasbaar en voor de paramedische, individuele patiëntenzorg wordt die kennis vaak opgenomen in standaarden, protocollen of richtlijnen die zich in de evidentiepiramide op een hoger niveau bevinden dan de systematische reviews. In de logopedie komt dat echter nog niet veelvuldig voor, omdat het aantal systematische reviews dat betrekking heeft op logopedische onderwerpen nog steeds relatief klein is.

Het maken van een systematische review is een zeer omvangrijke, tijdrovende en specialistische klus. Daarom is in 1993 de *Cochrane Collaboration* gestart, een wereldwijd samenwerkingsverband van wetenschappers, medici, paramedici en verpleegkundigen die elkaar hebben gevonden in het samenstellen van systematische reviews. De *Collaboration* is onderverdeeld in groepen reviewers *(review groups)* rondom een bepaald domein, zoals Ear, Nose and Throat Disorders Group en Stroke Group. Die reviewers volgen alle voor hun domein relevante vaktijdschriften en verzamelen alle effectstudies in een databestand waaruit later op efficiënte wijze een systematische review kan worden samengesteld. Dit databestand is bekend onder de naam *Cochrane Library*: een digitaal tijdschrift waarvoor een abonnement vereist is om het te kunnen raadplegen. Wel gratis toegankelijk is de website www.cochrane.nl, waarop de indeling van alle review groups te zien is, met daaronder de titels van de systematische reviews, standaarden, protocollen en richtlijnen die door de desbetreffende review group zijn vervaardigd. De samenvattingen daarvan, inclusief de 'reviewers conclusions', zijn ook op die website te raadplegen.

Systematische reviews verschijnen ook in vaktijdschriften. Ook van deze reviews bestaat een database: DARE, Database of Abstracts of Reviews of Effects.

De beoordeling van een systematische review zal zich richten op de vraag in hoeverre de reviewers erin geslaagd zijn om drie mogelijke bronnen van vertekening van de resultaten onder controle te houden, te weten de publicatiebias, de kwaliteitsverschillen tussen de afzonderlijke studies en de heterogeniteit van de ingesloten studies. In onderstaande toelichting zal uitgebreid worden stilgestaan bij deze mogelijke bronnen van vertekening. Daarbij zullen we elementen uit de systematische reviews van Law e.a. (2003) en van Greener e.a. (2003) als voorbeeld in de tekst opnemen. Voor een schematische weergave van de opbouw van een systematische review verwijzen we naar de website bij dit boek.

2.7 Publicatiebias

2.7.1 Is de vraagstelling die ten grondslag ligt aan de systematische review duidelijk?

Een systematische review start altijd vanuit een expliciete vraagstelling die deel uitmaakt van een theoretisch referentiekader. Dat referentiekader wordt uiteengezet in de paragraaf 'Background'. In die paragraaf is ook de belangrijkste informatie terug te vinden over de PICO-elementen uit de vraagstelling: de patiëntencategorie, de interventies, de controlebehandelingen en de uitkomsten worden genoemd. In een enkel geval wordt ook stilgestaan bij de duur van de follow-up die idealiter zou moeten volgen na het afsluiten van de interventie.

De vraagstelling in een review is altijd gericht op het bepalen van de effectiviteit van een bepaalde interventie (of van de validiteit van een meetinstrument of van de uitkomsten van observationeel onderzoek) en kent als grondmodel: hoe effectief is bij stoornis A/patiëntencategorie A interventie X in vergelijking met controlebehandeling Y op de uitkomst Z? Met dit grondmodel komen de reviewers al heel dicht in de buurt van de doelstelling van de review, namelijk het bepalen van de effectiviteit van interventie X enzovoort. Vraagstelling en doelstelling in een systematische review sluiten naadloos op elkaar aan. Daarom worden ze altijd samengepakt en geformuleerd in de paragraaf 'Objectives', die volgt op de beschrijving van het theoretisch referentiekader.

In elke systematische review worden de 'Objectives' geformuleerd. Toch kan er sprake zijn van aanzienlijk kwaliteitsverschil; Law e.a. houden het bij 'het bepalen van de effectiviteit van spraak- en taalinterventies bij kinderen met een diagnose van een primaire spraak- of taalstoornis of -vertraging'. In deze beschrijving valt vaag iets terug te vinden over de interventie (indexbehandeling) en over de patiënten. Maar de categorieën 'controlebehandeling' en 'uitkomst' uit de PICO ontbreken geheel. Daarnaar moet elders in de review worden gezocht.

Greener e.a. daarentegen formuleren vijf doelstellingen volgens dit schema: 'Bepalen of formele logopedie (dat wil zeggen logopedie die wordt gegeven door een daartoe opgeleid en gekwalificeerd logopedist) effectiever is dan helemaal geen logopedie, bij het verbeteren van de expressieve en receptieve taalstoornissen na een CVA.'

In deze beschrijving wordt naast de interventie en de controlebehandeling ook iets gezegd over de uitkomsten, maar een precieze beschrijving van de patiëntencategorie ontbreekt; die beperkt zich tot patiënten met CVA.

2.7.2 Zijn de criteria voor de te includeren studies voor deze review expliciet beschreven?

Uiteraard zijn de elementen uit de vraag-/doelstelling in sterke mate sturend voor het zoeken naar studies. Maar daarnaast kunnen ook andere criteria het zoeken bepalen, zoals het type studie of de taal van de studies. Afhankelijk van de vraagstelling kan ook de duur van de follow-up een criterium zijn waarop de studies worden gezocht. In de paragraaf 'Criteria for considering studies for this review' worden al deze elementen op concrete wijze beschreven. Achtereenvolgens komen daarin de volgende zaken aan de orde.

- 'Types of study': in veruit de meeste reviews van interventieonderzoek wordt gezocht naar RCT's (zo ook bij Law e.a., 2003, en Greener e.a., 2003), maar soms kunnen ook andere typen studies worden ingesloten, zoals clinical controlled trials of patiëntcontroleonderzoeken.
- 'Language restrictions': hier wordt aangegeven of studies in bepaalde talen worden uitgesloten.
- 'Types of participants': indien een concrete aanduiding van de patiënten in de vraag- of doelstelling ontbreekt, kan hier de ontbrekende informatie worden gevonden. Bij Greener e.a. ontbrak een precieze aanduiding van de patiënten in de vraagstelling. Maar hier zijn zij expliciter: 'Volwassenen met een verworven afasie ten gevolge van een CVA.' De gehanteerde definitie van een CVA is die van de WHO. Alle typen afasie zijn ingesloten.
- 'Types of intervention': hier wordt een expliciete beschrijving van de interventie gegeven, zowel van de inhoud ervan, als mogelijk ook van de vorm (individueel versus groep, direct versus indirect, interactief versus sturend enzovoort). Zo geven Greener e.a. als beschrijving van een type interventie: 'Ondersteuning door vrijwilligers die geen formele opleiding hebben gehad zoals logopedisten, vergeleken met geen enkele vorm van ondersteuning, formeel of informeel, voor expressieve en/of receptieve spraak- en taalstoornissen na een CVA.' Deze omschrijving is nog niet duidelijk over de aard van de ondersteuning die de vrijwilligers

geven. Om daarvan een idee te krijgen, moet dus worden gekeken naar de individuele studies die onder deze categorie worden ingesloten.
- *'Types of outcome measures'*: hier worden zowel de uitkomsten zelf vermeld, als de instrumenten waarmee die uitkomsten worden gemeten. Law e.a. noemen als uitkomst onder andere aspecten van expressieve en receptieve taal in de domeinen van de semantiek, syntaxis en fonologie. Deze uitkomsten dienen te worden gemeten met behulp van gestandaardiseerde tests en met verslagen van de opvoeders van de kinderen.
- *'Length of follow-up'*: een laatste element waarop studies al dan niet worden ingesloten, kan de duur van de follow-up betreffen.

Deze elementen zijn te vergelijken met de in- en exclusiecriteria in een RCT: ze voorzien de reviewers van een instrument waarmee de onderzoekselementen (= de afzonderlijke studies) in- of uitgesloten kunnen worden.

2.7.3 Wordt de zoekstrategie reproduceerbaar beschreven?

Het praktische startpunt voor elke systematische review is een zoekactie in meerdere elektronische databases. In de review moeten alle geraadpleegde databases zijn genoemd. Daarnaast dienen ook de trefwoorden waarop gezocht is exact te worden vermeld, inclusief de combinaties van trefwoorden die zijn gebruikt. Op die manier wordt de zoekactie reproduceerbaar. De combinatie van database en trefwoorden levert een reeks treffers of hits op (publicaties die door de desbetreffende database worden gegenereerd). Daarvan is in de database vaak alleen de titelbeschrijving en een samenvatting beschikbaar, op grond waarvan de reviewer dus moet beslissen of de studie kan worden geselecteerd of niet.
Niet alle onderzoeken die zijn uitgevoerd, worden ook daadwerkelijk gepubliceerd en wel gepubliceerde onderzoeken kunnen verschijnen in tijdschriften die niet door een grote database worden geïndexeerd. Dit probleem wordt aangeduid met de term *publicatiebias*. Om dit probleem op te lossen, zijn er twee mogelijkheden: de literatuurreferenties in de geïncludeerde artikelen worden nagelopen om te bepalen of daarin nog studies worden vermeld die in de zoekactie niet boven tafel zijn gekomen (het zogenoemde 'snow-

2.7.4 Is de selectie van de te includeren artikelen onafhankelijk uitgevoerd?

De selectie van de studies voor opname in de systematische review kan de uiteindelijke conclusies in belangrijke mate sturen. Daarom is het van groot belang dat minstens twee reviewers die selectie onafhankelijk van elkaar opstellen. De selectiecriteria voor inclusie zijn eerder al in een protocol opgenomen. Bovendien zijn de reviewers het eens over de zoekstrategie en aanvullingen daarop (niet-geïndexeerde tijdschriften doorzoeken, congresverslagen uitpluizen enzovoort). Ze kunnen dus onafhankelijk van elkaar aan de slag. Ieder voor zich maakt een overzicht van de te selecteren artikelen en presenteert dat aan de ander. De onafhankelijke selectie leidt ertoe dat de kans op omissies, vergissingen of wederzijdse beïnvloeding wordt gereduceerd.

2.8 Kwaliteitsverschillen

2.8.1 Is de kwaliteit van de geïncludeerde artikelen reproduceerbaar en valide beoordeeld?

De kwaliteit van de conclusie uit een systematische review hangt sterk af van de methodologische kwaliteit van de geïncludeerde studies. Daarvoor zijn beoordelingscriteria nodig die expliciet in de systematische review genoemd moeten worden, zodat de beoordeling reproduceerbaar is. Die criteria komen vaak sterk overeen met de criteria waarop de interne validiteit van een afzonderlijke RCT wordt beoordeeld en die in hoofdstuk 4 uitgebreid zullen worden besproken: randomisatie, concealment of allocation, blindering, meetinstrumenten, uitkomsten, follow-up enzovoort. Overigens is alleen van de blindering, de randomisatie, de patiënten en de effectbeoordelaars aangetoond dat ze leiden tot een vertekenende invloed.
Indien de systematische review de validiteit van een diagnostisch instrument betreft, komen de criteria sterk overeen met de criteria die in hoofdstuk 3 uitgebreid aan de orde zullen komen: de keuze

van de referentietest, onafhankelijke afname, selectie van patiënten enzovoort. In een systematische review wordt vaak een weging aangebracht van genoemde criteria, zodat de methodologisch 'betere' studies kunnen worden onderscheiden van de 'slechtere'. Een dergelijke weging wordt in de tekst van de systematische review gevisualiseerd in een tabel waarin codes zijn opgenomen waaraan de kwaliteit is af te lezen. Op deze wijze ontstaat een eerste indruk van de heterogeniteit van de geïncludeerde studies.

Greener e.a. beoordelen de methodologische kwaliteit van de ingesloten studies op vier categorieën:
- een zuivere blindering bij de toewijzing van de interventies;
- verschillen in andere typen van behandeling (co-interventies) tussen de twee groepen;
- het aantal patiënten dat zich terugtrekt nadat het onderzoek is begonnen;
- de geblindeerde bepaling van de uitkomsten.

Law e.a. pakken het anders aan. Aanvankelijk worden de studies beoordeeld op hun concealment of allocation. Als die adequaat verloopt, wordt de studie ingesloten. Ook als er onzekerheid over de gevolgde procedure bestaat, wordt de studie tóch geïncludeerd. De studies die aldus in de review terechtkomen, worden vervolgens aan een kwaliteitscontrole onderworpen aan de hand van de volgende vragen.
- Waren de beoordelaars blind voor de toewijzing van de interventie?
- Werden van alle deelnemende kinderen de baseline karakteristieken gerapporteerd?
- Is uitgelegd waarom kinderen zich uit het onderzoek terugtrokken?
- Hoe zijn de gegevens van die kinderen gebruikt?
- Hoe groot was de proportie kinderen die zich terugtrok?
- Werd een intention-to-treat-analyse uitgevoerd?
- Waren de inclusiecriteria adequaat geformuleerd?
- Is een powerberekening uitgevoerd?

Al deze vragen werden op een driepuntsschaal beantwoord (A = het element wordt genoemd en adequaat behandeld, B = het element wordt niet genoemd, of C = het element wordt wel genoemd maar niet adequaat behandeld) en de uitkomsten van deze kwaliteitsanalyse worden in een tabel in de review gepresenteerd.

2.8.2 Is de kwaliteitsbeoordeling van de geïncludeerde artikelen onafhankelijk uitgevoerd?

Wanneer een keuze is gemaakt voor de te hanteren criteria, kunnen de reviewers onafhankelijk van elkaar aan de slag om de kwaliteit van de afzonderlijke studies aan de hand van die criteria te beoordelen. In geval van twijfel of blijvende onenigheid wordt een derde reviewer ingeschakeld of wordt contact gezocht met de auteur(s) van de studie om uitsluitsel te geven over de twijfel of onduidelijkheid. Door toepassing van de kwaliteitscriteria ontstaan er in een review twee reeksen van publicaties: publicaties die worden ingesloten in de review en die worden uitgesloten. In beide gevallen zijn ze voorzien van duidelijke redenen voor hun in- en uitsluiting. Beide reeksen worden in de review in een samenvattende opsomming gepresenteerd.

2.8.3 Is de data-extractie onafhankelijk uitgevoerd?

Een systematische review omvat dus een aantal studies die minstens een voldoende methodologische kwaliteitsbeoordeling hebben gehad. Die studies moeten nu onderling worden vergeleken. Maar waaróp? Data-extractie levert het antwoord op die vraag. Het begrip houdt in dat in detail gekeken wordt naar een aantal onderdelen van de studies. Die onderdelen liggen in het verlengde van de vraagstelling en zullen dus dicht liggen bij de criteria waarop in aanvang naar studies voor de review is gezocht.
Over het algemeen bevinden de elementen voor de data-extractie zich in de volgende categorieën.

De methode

Binnen deze categorie worden de studies nog eens goed bekeken op die elementen waarvan redelijkerwijs mag worden aangenomen dat ze de eindresultaten beïnvloeden: randomisatie en blindering. Vooral wordt gekeken naar de methoden die daarbij gebruikt zijn: hoe is in de studie de concealment of allocation uitgevoerd, waren de patiënten geblindeerd, wie was in het onderzoek effectbeoordelaar en hoe was die persoon geblindeerd enzovoort?

De proefpersonen/patiënten

Van alle geïncludeerde studies worden de belangrijkste karakteristieken van de proefpersonen zo nauwkeurig mogelijk geïnventariseerd. Ook op deze manier worden verschillen tussen de studies zichtbaar: zo kunnen de patiënten in de publicaties onderling verschillen in leeftijd, in geografische herkomst, in de setting waarin ze behandeld zijn (ziekenhuis versus particuliere praktijk), in geslacht enzovoort. Maar ook door het aantal proefpersonen kunnen verschillen tussen de studies ontstaan.

De interventies

Ook kunnen zich verschillen voordoen in de uitvoering van de interventie: de gevolgde aanpak, de gehanteerde methode, de duur, de intensiteit en de frequentie zijn allemaal elementen die hun invloed kunnen hebben op de gevonden resultaten. In de data-extractie worden dan rondom de geconstateerde verschillen clusters gevormd, waarvan de resultaten worden berekend om die ten slotte te vergelijken met het totaal. Ook wordt bekeken tegen welke controlebehandeling die interventie is afgezet.

De uitkomsten

Een belangrijke categorie vormen de uitkomsten in combinatie met de instrumenten waarmee die gemeten worden en de tijdstippen waarop dat is gebeurd in de verschillende studies. Ook die uitkomsten, inclusief de meetinstrumenten en de meetmomenten, kunnen sterk van elkaar verschillen en ook hier ligt een basis voor clusterindelingen.
Greener e.a. geven in de tekst aan dat ze de geïncludeerde studies op alle karakteristieken uit de hierboven genoemde categorieën gaan beschrijven. In de paragraaf 'Characteristics of included studies' worden ze opgesomd. Daarin is snel te zien dat er grote verschillen tussen de studies bestaan: uit de categorie 'Uitkomsten' blijkt dat redelijk wat studies werken met de Porch Index of Communicative Ability Test (PICA), maar ook het begrip van een gelezen

tekst of de tijd die een proefpersoon nodig heeft om het juiste antwoord te vinden op een taak en het aantal fouten dat in beide groepen wordt gemaakt, worden als uitkomst gehanteerd.

Law e.a. werken de verschillen op een andere manier uit. Zij beginnen met de beschrijving van een protocol waarin is opgenomen op welke elementen de studies onderling zullen worden vergeleken. Zij zoeken dus eigenlijk naar de overeenkomsten tussen de studies: zij brengen bijvoorbeeld alle studies bijeen waarin logopedie wordt vergeleken met geen behandeling of met algehele taalstimulatie door bijvoorbeeld ouders of leerkracht. Ook vergelijken ze de studies waarin gewerkt wordt met expressief en receptief syntactische vaardigheden. In hun paragraaf 'Results' worden de studies die binnen zo'n categorie vallen met elkaar vergeleken. Bij hen ontbreekt dus een beschrijving per studie, zoals Greener e.a. die wel geven. Data-extractie geschiedt volgens een protocol dat in de paragraaf 'Methods of the review' expliciet moet zijn beschreven en dat in de paragraaf 'Characteristics of included studies' of 'Results' gedetailleerd wordt uitgewerkt.

Data-extractie dient ook onafhankelijk te gebeuren: twee of meer reviewers passen het protocol toe op de ingesloten studies en doen daarvan verslag naar elkaar om vergissingen te voorkomen en de kans op wederzijdse beïnvloeding te verkleinen. Indien de reviewers het over onderdelen niet eens kunnen worden, wordt een derde reviewer ingeschakeld of worden de onderzoekers ingeschakeld om opheldering te verschaffen.

2.8.4 Is de datapresentatie eenduidig?

Alle in de review ingesloten studies presenteren ieder voor zich een bepaalde maat voor de uitkomst(en). Zo kan een toename in de syntactische vaardigheden (= uitkomst) worden uitgedrukt in een Mean Length of Utterances (= uitkomstmaat). In een andere studie wordt de verstaanbaarheid van de spontane spraak van kinderen door een panel van beoordelaars beoordeeld in de categorieën verstaanbaar/onverstaanbaar (twee uitkomsten mogelijk = dichotoom).

Over het algemeen worden in de afzonderlijke studies continue of dichotome uitkomstmaten gepresenteerd. Om die later onderling te kunnen vergelijken, moeten die maten uniform gemaakt worden, als het ware 'vertaald' worden tot één maat waarin alle afzonderlijke maten kunnen worden ondergebracht. Bij de dichotome uitkomstmaten wordt dan meestal gekozen voor de absolute benefit increase (ABI), relatieve benefit increase (RBI) of de odds-ratio met daarbij de 95%-betrouwbaarheidsintervallen (zie hoofdstuk 4). Dat betekent dus dat op basis van de in het onderzoek gegeven resultaten de desbetreffende gemeenschappelijke uitkomstmaat berekend moet worden, indien die niet in het onderzoek zelf gegeven is. Voor continue uitkomstmaten geldt meestal dat er per studie een verschilscore wordt berekend tussen de indexgroep en de referentiegroep. Wanneer meerdere studies bij elkaar genomen worden, kan dus een gemiddelde verschilscore worden berekend. In de reviews komt men deze maten tegen onder de benamingen *standardised* of *weighed mean difference*.

Deze bewerkingen en berekeningen dienen door de reviewers onafhankelijk van elkaar te worden uitgevoerd en later met elkaar te worden vergeleken. Ook hier geldt dat bij twijfel of onenigheid een derde reviewer wordt ingeschakeld of de onderzoeker(s) zelf om raad wordt gevraagd.

De uitkomstmaten worden in een systematische review per studie gepresenteerd in de vorm van een puntschatter met daaromheen het 95%-betrouwbaarheidsinterval. Die puntschatter kan de vorm hebben van een punt, maar ook van een vierkant(je). Het verschil zit hem in het gewicht van de desbetreffende studie ten opzichte van het totaal. Als dat groot is, krijgt de puntschatter de vorm van een behoorlijk groot vierkant. In figuur 2.2 is dat duidelijk te zien.

De weergave van de puntschatters is alleen maar inzichtelijk wanneer die worden afgezet tegen een 'nullijn': bij een gemiddelde verschilscore is dat ook echt de nullijn zoals in het voorbeeld te zien is (bij een relatief verschil of odds-ratio ligt de nullijn bij de waarde 1). In hoofdstuk 4 wordt beschreven dat er geen sprake is van een significant resultaat wanneer het 95%-betrouwbaarheidsinterval die nullijn doorkruist. In het voorbeeld op de volgende pagina is dus alleen de studie van Almost uit 1998 significant. Maar die studie heeft het nadeel van een gering aantal patiënten, zowel in de index- als in de referentiegroep. Alle andere studies in dit overzicht kennen dus geen significant resultaat.

Bij dit onderdeel van de beoordeling is alleen nog maar gesproken over de datapresentatie van de afzonderlijke studies. De hoofddoelstelling van een systematische review is een beeld te krijgen van het effect wanneer verschillende studies bij elkaar genomen worden.

Review: Speech and language therapy interventions for children with primary speech and language delay or disorder
Comparison: 01 Speech and language intervention vesus delayed or no treatment
Outcome: 11 Sensitivity analysis (excluding studies not reporting attrition)

Study	Treatment N	Mean (SD)	Control N	Mean (SD)	Standardised Mean Difference (Random) 95% CI
01 Measures of overall expressive phonology development					
Almost 1998	13	-34.70 (7.90)	13	-48.20 (10.90)	
Glogowska, 2000	70	-27.20 (22.76)	81	-34.35 (28.66)	
Lancaster 1991	10	-36.59 (19.17)	5	-45.60 (12.51)	
Munro 1998	7	75.14 (14.14)	4	-68.25 (5.45)	
Shelton 1978	30	7.71 (8.18)	15	9.70 (11.20)	
Subtotal (95% CI)	130		118		

Test for heterogeneity chi-square=8.72 df=4 p=0.0686
Test for overall effect=1.64 p=0.1

Figuur 2.2 *Gestandaardiseerde, gewogen gemiddelde verschilscore tussen de index- en referentiegroepen uit vijf verschillende RCT's op het aspect expressief fonologische ontwikkeling. Bron: Law, Garret & Nye (2003).*

Maar kan dat wel en als het kan, onder welke condities kan het dan? Daarmee raken we aan het laatste onderdeel van de beoordeling: de heterogeniteit.

2.9 Heterogeniteit

2.9.1 Is de homogeniteit respectievelijk heterogeniteit van de studies gecontroleerd?

Het komt zelden tot nooit voor dat de studies die in een systematische review worden ingesloten, homogeen zijn in kwaliteit, uitvoering en uitkomstmaten. Er zijn namelijk te veel bronnen die heterogeniteit kunnen veroorzaken.
Op de eerste plaats is dat de keuze van de uitkomstmaat. Zoals bij het vorige criterium al is beschreven, kan deze vorm van heterogeniteit worden opgeheven door een keuze te maken voor één uniforme maat waarnaar alle resultaten uit de afzonderlijke studies worden teruggerekend.
Een tweede bron van heterogeniteit ligt in de methodologische kwaliteitsverschillen van de afzonderlijke studies. Deze vorm van heterogeniteit is op te vangen door de methodologisch 'slechtere' studies uit de bewerking te houden.

De derde bron van heterogeniteit zit hem in de werkelijke verschillen tussen de afzonderlijke studies en wordt ook wel klinische heterogeniteit genoemd. Hiermee wordt bedoeld dat de studies werkelijk van elkaar verschillen in opzet, in onderzoekspopulatie, in aard, duur, intensiteit en/of frequentie van de interventie, in duur van de follow-up enzovoort. De klinische heterogeniteit is veel moeilijker uit te schakelen dan de voorgaande twee. Mogelijkheden daarvoor worden in het volgende beoordelingscriterium besproken.

2.9.2 Worden de resultaten uit de afzonderlijke studies terecht gecombineerd?

In de beoordeling van een systematische review is dit de kernvraag; het gaat immers om een gecombineerde schatting van het effect van een bestudeerde interventie. In jargon moeten voor zo'n gecombineerde schatting de resultaten *statistisch gepoold* worden. Maar het probleem van de heterogeniteit kan die gecombineerde schatting of statistische pooling in de weg staan. Dat zal dus eerst opgelost dienen te worden alvorens te komen tot een deugdelijke uitspraak over die schatting (Bouter en Van Dongen, 2010, Offringa e.a., 2008).

- De meest voor de hand liggende oplossing is om niet statistisch te poolen wanneer de geconstateerde heterogeniteit aanzienlijk blijkt te zijn. In dat geval presenteert men wel de resultaten van alle hiervoor besproken bewerkingen uit de meta-analyse, maar voert men de laatste stap, de statistische pooling, niet uit.
- Men kan de heterogeniteit ook gewoon negeren. De redenering luidt dan als volgt: er bestaat voor de effectiviteit van een bestudeerde interventie één theoretische, vaste grondwaarde. De afzonderlijke onderzoeken geven ieder schattingen van die ene theoretische waarde en de verschillen die in die schattingen optreden, berusten louter op toeval. De afzonderlijke onderzoeken vormen de basis voor het maken van de beste schatting van de waarde van dat ene werkelijke effect. Dit model staat bekend onder de naam *fixed-effect-model* (Scholten[a] e.a., 1999).
- De derde manier om met die heterogeniteit om te gaan, is die te accepteren. Men gaat er dan vanuit dat de verschillen tussen de onderzoeken reëel zijn: ieder onderzoek schat zijn eigen werkelijke effect. De beschikbare onderzoeken worden beschouwd als een steekproef uit een oneindige reeks van mogelijke onderzoeken met oneindig veel verschillende waarden voor het werkelijke

effect (en dus niet één vaste waarde). Dit model wordt aangeduid met de term *random-effect-model* (Scholten[b] e.a., 1999).
- De laatste manier om het probleem van de heterogeniteit op te lossen, bestaat uit clusteranalyses en subgroepanalyses. Met clusteranalyses wordt bedoeld dat uit het heterogene geheel van studies die studies worden gefilterd die op één of meer kenmerken redelijk homogeen zijn. Bij Law e.a. zijn dat bijvoorbeeld studies die algemeen fonologische vaardigheden als uitkomst hebben of algemeen syntactische vaardigheden. Die worden dan geclusterd en de resultaten worden statistisch gepoold. Een ander voorbeeld van een clusteranalyse geven Law e.a. bij de effectbeoordelaars. Zij isoleren de studies waarin logopedisten als effectbeoordelaars hebben gefunctioneerd, poolen die en vergelijken de resultaten met het geheel. Onder subgroepanalyses wordt verstaan dat subgroepen worden gedefinieerd die vervolgens uit de afzonderlijke studies worden getrokken. Subgroepen die door Law e.a. worden gedefinieerd zijn kinderen onder en boven de zeven.

2.9.3 Is een sensitiviteitsanalyse uitgevoerd?

Na de berekening van een overalleffect wordt soms nagegaan hoe gevoelig (sensitief) de uitkomst is voor veranderingen in de insluitcriteria. Dat heet een *sensitiviteitsanalyse*. Men kan bijvoorbeeld eens kijken naar de studies in de verzameling waarin de follow-up-periode langer is dan een jaar. Van die studies wordt als cluster het effect berekend en vergeleken met het geheel. Hoe stevig staat die schatting in haar schoenen, als aan de basis ervan allerlei veranderingen worden aangebracht? Want als de resultaten van die sensitiviteitsanalyses sterk afwijken van het totaal, moet het resultaat van dat totaal met grote voorzichtigheid worden gepresenteerd. De elementen waarop een sensitiviteitsanalyse wordt uitgevoerd, moeten expliciet in het protocol van de review worden genoemd.
Law e.a. noemen in hun reviewprotocol drie elementen waarop zij een sensitiviteitsanalyse willen uitvoeren.
1 Randomisatie: de studies waarin de methode van randomisatie expliciet wordt genoemd, worden apart geanalyseerd. Na beoordeling van de studies blijkt dat dat bij slechts drie studies het geval is, zodat een sensitiviteitsanalyse geen zin heeft.

2 Uitval: de studies waarin de mate van uitval wordt gerapporteerd, worden apart geanalyseerd en vergeleken met het totaal.
3 Blindering: de studies waarin wordt gerapporteerd dat de beoordelaars blind waren ten opzichte van de status van de groepen, werden apart beoordeeld en vergeleken met het totaal.

Overigens blijkt uit de review dat in de beide laatste gevallen de verschillen tussen de clusters en het totaal minimaal zijn. De resultaten zijn dus robuust te noemen en niet erg gevoelig voor veranderingen in de inclusiecriteria.

Wordt de conclusie ondersteund door de resultaten?

De belangrijkste paragraaf in een systematische review is de 'Reviewers conclusions'. Uiteraard moeten de daar getrokken conclusies gebaseerd zijn op de resultaten uit de review. Bovendien wordt meestal een onderscheid gemaakt tussen implicaties van de review voor de praktijk én voor nader onderzoek. Op die manier worden de hiaten blootgelegd in de evidentiebasis die er voor de onderzochte interventie bestaat.

3 Diagnostiek: beoordeling van een valideringsonderzoek

3.1 Inleiding

Als een behandelaar bij een patiënt wil vaststellen wat de aard en de ernst van het probleem is, gebruikt hij daarvoor bij voorkeur een gestandaardiseerd, gevalideerd en genormeerd onderzoeksinstrument, dus het beste instrument, ook wel de 'gouden standaard' genoemd. Maar dat instrument is niet altijd beschikbaar, kost te veel tijd, is te duur of is erg belastend voor de patiënt. Het is bovendien belangrijk om eerst vast te stellen of intensief diagnostisch onderzoek wel nodig is. Dan zijn eenvoudige diagnostische middelen nodig om te bepalen of de patiënt inderdaad de symptomen heeft die het gebruiken van een uitvoeriger testbatterij of kostbare en/of tijdrovende metingen legitimeert. In de geneeskunde zijn daar legio voorbeelden van, omdat er veel aandoeningen en ziektes bestaan, met een nog grotere diversiteit aan klachten en symptomen. Een arts wil kunnen bepalen of een symptoom wijst op een onschuldige of kwalijke aandoening. Want het is onnodig om elke patiënt met hartkloppingen naar de cardioloog te sturen, bij elke patiënt met hoofdpijn een MRI-scan te maken enzovoort.

Dit hoofdstuk over diagnostiek gaat *niet* over de constructie, validiteit of bruikbaarheid van gestandaardiseerde logopedische testinstrumenten of vragenlijsten. Daarvoor verwijzen we naar de handleidingen van tests en observatie-instrumenten (spontane-taalanalyse en dergelijke) en naar handboeken over klinimetrie. Het gaat hier uitsluitend om het bepalen van de diagnostische waarde van een eenvoudige screening of test ten opzichte van het beste instrument of de gouden standaard.

In de logopedie bestaat een aanzienlijk kleinere variatie van screeningen en korte tests dan in de geneeskunde, maar we besteden er om twee redenen toch een heel hoofdstuk aan. De eerste reden is dat het belangrijk is om als logopedist vertrouwd te zijn met deze terminologie in contacten met bijvoorbeeld artsen. Wanneer je je logopedische diagnostiek kunt toelichten in termen als 'gouden standaard', 'terecht-positieve bevindingen' en dergelijke, kan dat je diagnostische bijdrage voor collega's en verwijzers die met deze begrippen vertrouwd zijn inzichtelijker maken. De tweede reden is dat het de informatieuitwisseling tussen logopedisten kan verhelderen als het gaat om diagnostische conclusies. Heb je je diagnose gebaseerd op de uitslag van een 'gouden standaard' of een gevalideerde screening? Hoe zeker ben je van je diagnose en weet je hoe groot de kans is dat je ernaast zit?

We definiëren hier eerst de volgende begrippen 'positieve bevinding', 'negatieve bevinding', 'referentietest' en 'indextest'.

Positieve bevinding

Een 'positieve' diagnostische bevinding of testuitslag betekent dat de aandoening of ziekte *aanwezig* is. De gevoelswaarde is meestal echter het omgekeerde.

Negatieve bevinding

Een 'negatieve' diagnostische bevinding of testuitslag betekent dat de aandoening *afwezig* is.

Gouden standaard of referentietest

De gouden standaard is het instrument dat volgens deskundigen of volgens de beroepsgroep de maximale zekerheid geeft over de aanwezigheid of afwezigheid van de aandoening of ziekte (Offringa e.a., 2008). In valideringsonderzoeken wordt dit de referentietest genoemd.

Voorbeelden van diagnostische gouden standaarden in de logopedie zijn laryngoscopie om stembandknobbels vast stellen, radiologisch of naso-endoscopisch slikonderzoek om (de aard van) een orofaryngeale slikstoornis vast te stellen, de Akense Afasietest om (de aard en de ernst van) een afasie vast te stellen, de Taaltests voor Kinderen, de Reynell-test voor taalbegrip of de Schlichting-test voor taalproductie om (de ernst van) een taalontwikkelingsstoornis vast te stellen of de Cooper-kit om (de aard en de ernst van) stotteren vast te stellen.

Indextest

De screening of eenvoudige test waarvan de diagnostische waarde moet worden vastgesteld heet de indextest. De resultaten van de indextest worden afgezet tegen de resultaten van de referentietest. Index-positieve patiënten zijn patiënten die volgens de indextest 'positief' zijn, index-negatieve patiënten zijn degenen die volgens de indextest de aandoening niet hebben. Een screening geeft dus alleen aan *of* er sprake is van een stoornis of risico waarvoor verder diagnostisch onderzoek of behandelen nodig is.

Voorbeelden van logopedische screeningen in het kader van preventie zijn gehoorscreening bij baby's, taalscreening bij kleuters of stemscreening bij kandidaat-studenten logopedie. Maar ook een slikscreening door verpleegkundigen bij acute CVA-patiënten of een afasiescreening om vast te stellen of het nuttig is om bijvoorbeeld de AAT af te nemen.

Het beoordelen van een valideringsonderzoek van een diagnostische test bestaat uit de volgende onderdelen (Sackett e.a., 2000; Offringa e.a., 2008):
1 validiteit van het onderzoek (interne validiteit);
2 toepasbaarheid van de test (externe validiteit);
3 belang van de resultaten (validiteit van de indextest).

We gebruiken in dit boek grotendeels dezelfde criteria als in het boek *Evidence-based Medicine* van Offringa e.a. (2008). De beoordelingsformulieren, inclusief de toelichting bij elk criterium, zijn te downloaden van de website bij het boek.

Om een oordeel te kunnen vormen over de mate waarin een artikel een antwoord kan geven op de oorspronkelijke vraag is het verstandig om in het artikel eerst de PICO-onderdelen op te zoeken.

Patiëntencategorie

Ga in het artikel na met welke patiëntengroep de indextest is gevalideerd. Dat is meestal te vinden in de paragraaf over de methode van het onderzoek. Betreft het een slikscreening voor alleen CVA-patiënten of voor een heterogene groep neurologische patiënten? Betreft het kinderen van twee tot vier jaar of uitsluitend kinderen van twee jaar? Enzovoort.

Interventie

De interventie is hier de indextest die wordt gevalideerd. Wat is in het artikel precies de indextest?

Comparison

De indextest wordt vergeleken met de referentietest. Wat in het artikel is precies de referentietest?

Outcome

Bij dergelijke studies zijn in feite maar twee uitkomsten mogelijk, namelijk de mate waarin de indextest de positieve patiënten terecht aanwijst en negatieve patiënten kan vinden. Dat kan op verschillende manieren worden uitgedrukt; zie paragraaf 3.3. Welke van deze uitkomsten het belangrijkste is, wordt bepaald door de klinische vraag. Veel fout-positieve patiënten betekent dat veel patiënten (of kinderen) zonder een stoornis onnodig worden doorgestuurd voor behandeling of verder onderzoek. Veel fout-negatieve patiënten betekent dat veel patiënten (of kinderen) met een stoornis worden gemist en ten onrechte niet in aanmerking komen voor behandeling of verdere diagnostiek.

3.2 Validiteit van het onderzoek

Een valideringsonderzoek is goed (valide) uitgevoerd, dat wil zeggen dat de resultaten geldig zijn, als het voldoet aan de volgende criteria.
1 Er is een valide referentietest gebruikt als gouden standaard.
2 De resultaten van de referentietest en de indextest werden blind van elkaar beoordeeld.
3 De indextest werd onafhankelijk afgenomen van andere relevante informatie over de werkelijke toestand van de patiënt.
4 De indextest en de referentietest zijn beide bij alle patiënten afgenomen.
5 De referentietest is toegepast voordat op basis van de resultaten van de indextest al een behandeling is gestart.
6 De selectie van patiënten voor het onderzoek was valide.

Tegenwoordig verzoeken steeds meer biomedische tijdschriften auteurs van deze diagnostische studies om zich bij het ontwerpen, uitvoeren en beschrijven van de studie te houden aan de STARD-criteria: Standards for Reporting of Diagnostic Accuracy. Het is een checklist van 25 items en soms wordt ook een flow-diagram geëist (www.stard-statement.org).

Hieronder bespreken we de zes bovengenoemde criteria, die de belangrijkste methodologische eisen weergeven.

3.2.1 Is er een valide referentietest gebruikt als gouden standaard?

Bij het onderzoeken van de diagnostische waarde van een screening of test wordt de uitslag vergeleken met de uitslag van de gouden standaard of referentietest. De gouden standaard is idealiter honderd procent valide, dat wil zeggen: spreekt altijd de waarheid in de beoordeling of de patiënt de gezochte stoornis heeft of niet. Als een weinig valide referentietest wordt gebruikt als toets voor het meten van de waarde van de indextest, is de vergelijking tussen beide tests uiteraard weinigzeggend. Stel bijvoorbeeld dat iemand wil onderzoeken in hoeverre de ongerustheid van ouders over het gehoor van hun kind iets zegt over de werkelijke gehoorfuncties van het kind. De onderzoeker valideert de ongerustheid van ouders (indextest) tegen de uitslag van een eenvoudige screeningsaudiometer (referentietest). Het is de vraag of een screeningsaudiometer geschikt is als referentietest. Een ander voorbeeld is het valideren van een taalscreening van jonge kinderen. Wanneer de lezer van het valideringsonderzoek de gebruikte referentietest niet valide vindt, bijvoorbeeld de Reynell-taalbegripstest, maar met afkappunt -2 SD, wat moet de lezer dan met de resultaten? Want hij zal blijven vinden dat de Reynell op deze manier veel te weinig kinderen aanwijst die een taalstoornis hebben en dus dat uitslagen van de taalscreening die ermee worden vergeleken weinig zeggen.

3.2.2 Zijn de resultaten van de referentietest en de indextest onafhankelijk van elkaar beoordeeld?

Degene die de referentietest afneemt of beoordeelt mag niet weten wat de uitslag van de indextest is en andersom. Bewust of onbewust wordt een beoordeling beïnvloed door kennis over of verwachting van de toestand van de patiënt (bias). In elke onderzoeksopzet moet geprobeerd worden ongewenste invloeden te vermijden (zie ook hoofdstuk 4). De logopedist of audiologieassistent die aan bovenstaand valideringsonderzoek van de ongerustheid van ouders meewerkt en een kind test waarvan hij weet dat de ouders ongerust zijn over het gehoor, zal zorgvuldiger testen (en metingen eventueel herhalen) dan een logopedist die weet dat hij een kind onderzoekt dat nooit aanleiding heeft gegeven tot ongerustheid over het gehoor. Die kennis leidt tot een kunstmatig hoge overeenstemming. Ook al doet de logopedist zijn best om alle kinderen even zorgvuldig te testen, het meest betrouwbaar is het wanneer de voorafkennis (of bias) kan worden uitgesloten en de logopedist een onafhankelijk of 'blind' oordeel kan geven. In het artikel dient dan ook te zijn beschreven op welke manier de onderzoekers ervoor hebben gezorgd dat die blindering inderdaad heeft plaatsgevonden.

3.2.3 Werd de indextest onafhankelijk afgenomen van andere relevante informatie over de werkelijke toestand van de patiënt?

Bij afname van de indextest moet degene die dat doet ook 'blind' zijn voor andere gegevens die zijn oordeel over de toestand van de patiënt beïnvloeden. Met andere woorden: hij moet dus alleen de indextest gebruiken voor zijn oordeel en van andere informatie zijn uitgesloten. Anders treedt hetzelfde fenomeen van onzorgvuldigheid op.

3.2.4 Zijn de indextest en de referentietest beide bij alle patiënten afgenomen?

De beslissing om al dan niet de referentietest uit te voeren moet onafhankelijk zijn van de uitslag van de indextest, om een volledige vergelijking mogelijk te maken. Met andere woorden: alle patiënten moeten beide tests ondergaan. Als de referentietest kostbaar, intensief of belastend is, kan dat een probleem zijn. Als alleen de indexpositieve patiënten voor de referentietest worden doorgestuurd, is geen goed beeld te krijgen van de diagnostische waarde van de indextest. Van de index-negatieve patiënten immers wordt niet met de referentietest vastgesteld of de stoornis werkelijk afwezig is of dat het een 'fout-negatieve' bevinding is. Dat laatste is net zo belangrijk

als het vinden van de fout-positieve patiënten. De fout-negatieve patiënten zijn namelijk degenen die bij gebruik van de indextest zullen worden gemist. Een voorbeeld van dit probleem is het volgende. Om een eenvoudige slikscreening bij neurologische patiënten te valideren, krijg je in Nederland niet makkelijk toestemming om tevens bij alle patiënten dezelfde dag of binnen 48 uur op radiologie een slikvideo te maken. Een oplossing is het kiezen van een andere referentietest, bijvoorbeeld een gestandaardiseerd logopedisch slikonderzoek. Offringa e.a. (2008) noemen nog twee oplossingen.
Als het valideringsonderzoek vermeldt dat alle index-positieve patiënten en een aselecte steekproef van de index-negatieve patiënten voor de referentietest is doorgestuurd, waarbij voor het nemen van de steekproef statistisch is gecorrigeerd, is het onderzoek ook valide (Offringa e.a., 2008). De andere valide oplossing is het toepassen van een andere geaccepteerde referentietest, bijvoorbeeld het natuurlijk verloop. In het voorbeeld: blijven de gevolgen van slikproblemen (ondervoeding, dehydratie, pneumonie) inderdaad uit bij de index-negatieve patiënten?

3.2.5 Is de referentietest toegepast voordat op basis van de resultaten van de indextest al een behandeling is gestart?

Vergelijking tussen twee tests is alleen zinvol als de patiënten in dezelfde toestand zijn gemeten. In het voorbeeld van het gehoor mogen de kinderen waarover de ouders ongerust zijn natuurlijk niet vóórdat ze geaudiometreerd worden bij de KNO-arts zijn geweest voor het uitspuiten van hun oren of het plaatsen van buisjes. Spontaan herstel en spontane ontwikkeling spelen eveneens een rol. Als op basis van de indextest een behandeling is gestart en daarna de referentietest is toegepast, is het niet meer zinvol om de testuitslagen te vergelijken. Een slikscreening bij acute neurologische patiënten moet zo snel mogelijk gevolgd worden door de referentietest, omdat spontaan herstel of verslechtering de situatie snel kan doen veranderen. Wanneer een taalscreening bij jonge kinderen gemiddeld pas anderhalve maand later gevolgd wordt door formele taaltests, is het de vraag of beide tests wel dezelfde toestand meten.

3.2.6 Was de selectie van patiënten voor het onderzoek valide?

Hier gaat het ten slotte om de wijze waarop de onderzoekspopulatie is samengesteld. Zijn de patiënten geïncludeerd op basis van reguliere aanmelding, bijvoorbeeld alle kinderen die in een bepaalde maand op het consultatiebureau zijn gezien, alle stempatiënten die gedurende drie maanden door de KNO-arts zijn doorverwezen enzovoort? Of heeft een niet-valide selectie plaatsgevonden? Wanneer wordt beschreven dat een steekproef is genomen, maar tevens hoe die at random is samengesteld, is de selectie valide.

3.3 Toepasbaarheid van de resultaten

Of de resultaten van een valideringsonderzoek toepasbaar zijn om de oorspronkelijke vraag te beantwoorden, moet beoordeeld worden voordat de resultaten serieus worden berekend of geïnterpreteerd. Anders is het mogelijk zonde van de moeite.

3.3.1 Is de onderzochte indextest geschikt voor toepassing op uw eigen patiënten?

De hele exercitie is bedoeld om een antwoord te vinden op een klinische vraag. Als een test diagnostisch gezien waardevol is, maar niet goed past bij de patiëntengroep waarvoor het in werkelijkheid is bedoeld, is deze toch niet bruikbaar. Is een bruikbare taalscreening die gevalideerd is op verder gezonde kinderen tevens geschikt voor het screenen van gedragsgestoorde of autistische kinderen? Is een slikscreening voor poliklinische neurologische patiënten ook geschikt voor acute klinische patiënten? Hier wordt tevens het belang duidelijk van het starten met een PICO-vraag: wat zoek ik precies?

3.3.2 Is de test reproduceerbaar en kosteneffectief?

De gevalideerde indextest moet uiteraard in voldoende detail beschreven zijn om hem te kunnen reproduceren of bestellen. Een indextest die valide blijkt te zijn, maar die nergens adequaat is beschreven of in Nederland niet te verkrijgen is, is een onbereikbaar ideaal.

Tussenoordeel: is het valideringsonderzoek valide en zijn de resultaten toepasbaar?

Pas als het valideringsonderzoek goed is uitgevoerd, is het zinvol naar de resultaten te kijken Overigens bestaan er voor het oordeel 'onvoldoende' geen harde normen. De beoordelaar moet naar eer en geweten beslissen of voldoende aan de methodologische criteria is voldaan. Een onderzoek 'trashen' op slechts een enkele fout is niet aan te bevelen.

3.4 Belang van de resultaten

Voor het berekenen van de diagnostische waarden van een screening worden de gegevens in een 2x2-tabel gezet; zie figuur 3.1.

		uitslag referentietest (gouden standaard)		totaal
		positief: stoornis	negatief: geen stoornis	
uitslag indextest (screening)	positief: stoornis	terecht-positieven a	fout-positieven b	a + b
	negatief: geen stoornis	fout-negatieven c	terecht-negatieven d	c + d
totaal		a + c	b + d	a + b + c + d

a = terecht-positieven
  de patiënten die de stoornis *wel* hebben volgens zowel de indextest als de referentietest

b = fout-positieven
  de patiënten die de stoornis hebben volgens de indextest, maar niet volgens de referentietest en dus ten onrechte voor verder onderzoek of behandeling worden verwezen

c = fout-negatieven
  de patiënten die de stoornis niet volgens de indextest, maar wel volgens de referentietest hebben, dus de patiënten die worden gemist door de screening

d = terecht-negatieven
  de patiënten die zowel volgens de indextest als volgens de referentietest de stoornis *niet* hebben

Figuur 3.1 *De betekenis van de cellen van een 2x2-tabel.*

Een goede screening of test heeft zowel veel terecht-positieven als veel terecht-negatieven. Het belang van het ene of het andere hangt af van de klinische vraag: is het belangrijk dat de screening zo min mogelijk patiënten met de stoornis mist (dus weinig fout-negatieven) of is het belangrijk dat de screening zo min mogelijk patiënten ten onrechte de stoornis toeschrijft (dus weinig fout-positieven)? Aan het eind van dit hoofdstuk komen we op deze vraag terug. Ongeacht of een valideringsonderzoek is gedaan bij 50, 500 of 5000 patiënten, wordt er gerekend in proporties: welke proportie van het totaal aantal positieve patiënten is terecht-positief enzovoort? In deze paragraaf leggen we uit welke getallen je op elkaar moet delen om diagnostische waarden te berekenen (1) in percentages en (2) in percentages samengevoegd tot verhoudingen of ratio's.

3.4.1 Diagnostische waarden in percentages

We leggen de berekeningen uit aan de hand van het volgende fictieve voorbeeld. Stel dat onderzocht is wat de diagnostische waarde is van een korte afasiescreening die artsen kunnen gebruiken om te bepalen of een patiënt afatisch is en door de logopedist moet worden gezien. De test bestaat eruit dat de arts de patiënt vraagt vier voorwerpen te benoemen die een arts vrijwel altijd bij de hand heeft: een pen, een horloge, een glas of kopje en een stethoscoop. En de patiënt moet drie opdrachten uitvoeren: steek uw tong uit, wijs uw voeten aan, ga met uw linkerhand naar uw rechteroor. De screening is positief (afasie) als de patiënt een van de zeven opdrachten niet of alleen met hulp kan uitvoeren, de screening is negatief (geen afasie) als de patiënt alles zonder hulp goed doet. Als referentietest wordt de Tokentest gebruikt, waarvan reeds lang is aangetoond dat die correct afasiepatiënten van niet-afasiepatiënten kan onderscheiden. In het valideringsonderzoek worden in een groot ziekenhuis een halfjaar lang alle patiënten die een CVA of hersenoperatie hebben doorgemaakt onderzocht en de screening vindt plaats op dezelfde dag dat de Tokentest kan worden afgenomen. Alleen patiënten die wakker zijn en ten minste rechtop in bed kunnen zitten worden onderzocht.
Daar komt de volgende 2x2-tabel uit (figuur 3.2).
We kunnen uit de 2x2-tabel direct aflezen dat 27 van de 100 onderzochte patiënten volgens beide tests afatisch zijn (terecht-positieven), dat twintig patiënten falen op de screening maar niet afatisch

		referentietest = tokentest: afasie?		
		ja (+)	nee (−)	totaal
indextest = screening: afasie?	afasie (+)	27 a	20 b	47
	geen afasie (−)	c 8	d 45	53
	totaal	35	65	100

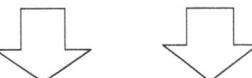

Figuur 3.2 *De 2x2-tabel van de validering van een fictieve afasiescreening. De pijlen geven de rekenrichting aan van de sensitiviteit en specificiteit van de screening.*

zijn (fout-positieven), dat acht patiënten negatief scoren op de screening terwijl ze wel afatisch zijn (fout-negatieven) en dat 45 patiënten niet afatisch zijn en ook geen moeite hebben met de screening (terecht-negatieven). Idealiter was het aantal terecht-positieve patiënten 35 geweest en het aantal terecht-negatieve patiënten 65, zoals blijkt uit de kolomtotalen. Maar screeningen zijn het zelden honderd procent eens met de gouden standaard.

De *percentages* terecht-positieve en terecht-negatieve bevindingen kunnen worden berekend door deze aantallen te delen op het totale aantal (positieve respectievelijk negatieve) patiënten volgens de referentietest of volgens de indextest. In totaal berekenen we vijf percentages:

a de prevalentie;
b sensitiviteit;
c specificiteit;
d positief-voorspellende waarde;
e negatief-voorspellend waarde.

De prevalentie is het vóórkomen van de stoornis (afasie) in deze groep patiënten, volgens de referentietest (gouden standaard). In formule:

$$1. \quad \text{prevalentie} = \frac{\text{totaal aantal positieven cf. de referentietest}}{\text{totaal aantal onderzochte patiënten}} = \frac{a+c}{a+b+c+d}$$

De prevalentie in dit onderzoek is $(a + c) / (a + b + c + d) = 35 / 100 = 0{,}35$ ofwel 35% van deze patiëntengroep is 'a priori' afatisch. Dus 65% heeft (volgens de Tokentest) geen afasie. Nota bene: of dergelijke waarden worden uitgedrukt in een proportie (0,35) of vermenigvuldigd met 100 in een percentage (35%) doet niet ter zake, als het maar consequent gedaan wordt.

De sensitiviteit is het vermogen van een screening om de patiënten *met* de stoornis te vinden. In formule:

$$2.\quad \text{sensitiviteit} = \frac{\text{terecht aantal positieven}}{\text{totaal aantal positieven cf. de referentietest}} = \frac{a}{a + c}$$

De sensitiviteit (Se) van deze screening is $a / (a + c) = 27 / 35 = 0{,}77 = 77\%$. Dat wil zeggen dat 77% van de afasiepatiënten de screening inderdaad niet goed kan uitvoeren en dat 23% van de afasiepatiënten alle zeven opdrachten van de screening weliswaar goed uitvoert, maar toch afatisch is volgens de referentietest. Bijna een kwart van de afasiepatiënten wordt door deze screening dus gemist.

De specificiteit (Sp) is het vermogen van de screening om de patiënten *zonder* de stoornis te vinden. In formule:

$$3.\quad \text{specificiteit} = \frac{\text{terecht aantal negatieven}}{\text{totaal aantal negatieven cf. de referentietest}} = \frac{d}{b + d}$$

De specificiteit van de screening is $d / (b + d) = 45 / 65 = 0{,}69 = 69\%$. Dat betekent dat 69% van de patiënten zonder afasie de test inderdaad foutloos uitvoert, maar dat voor 31% van de patiënten zonder afasie de opdrachten van de screening toch op de een of andere manier te moeilijk zijn, terwijl ze (volgens de Tokentest) geen afasie hebben.

Sensitiviteit en specificiteit zijn belangrijke waarden, maar niet zozeer het antwoord op de klinische vraag. We willen namelijk weten wat het (geschatte) percentage van patiënten met de stoornis is *bij gebruik van de screening*. Daarvoor berekenen we de voorspellende waarden, dat wil zeggen het percentage terecht-positieve en terecht-negatieve patiënten volgens de indextest (figuur 3.3).

		referentietest = tokentest: afasie?		
		ja (+)	nee (−)	totaal
indextest = afasie?	afasie (+)	27 a	20 b	47
	geen afasie (−)	c 8	d 45	53
	totaal	35	65	100

Figuur 3.3 *De 2x2-tabel van de validering van een fictieve afasiescreening. De pijlen geven de rekenrichting aan van de voorspellende waarden van de screening.*

De positief-voorspellende waarde (VW+), of de voorspellende waarde van een positieve test, geeft aan hoeveel patiënten die positief scoren op de afasiescreening inderdaad afatisch zijn.

4. $$VW+ = \frac{\text{terecht aantal positieven}}{\text{totaal aantal positieven cf. de indextest}} = \frac{a}{a+b}$$

De positief-voorspellende waarde van de screening is a / (a + b) = 27 / 47 = 0,57 = 57%. Dat betekent dat van alle patiënten die positief scoren op de screening maar 57% inderdaad een afasie heeft. Bijna de helft (43%) heeft dus om andere redenen moeite met de screening. Dat was ook te verwachten, want patiënten met een ideomotorische apraxie zullen eveneens moeite hebben met een abstracte opdracht als 'ga met uw linkerhand naar uw rechteroor', en patiënten met een buccofaciale apraxie of forse dysartrie kunnen ook hun tong niet uitsteken. En patiënten die de stethoscoop van de dokter wel herkennen, maar nooit hebben geweten hoe zo'n ding eigenlijk heet, falen eveneens al op de screening. Dat de screening er in een aantal gevallen naast zou zitten, had iedereen met enige kennis van taaltests kunnen voorspellen. Maar door het systematisch te onderzoeken wordt in percentages duidelijk *hoe vaak* de screening er werkelijk naast zit.

Ook de negatief-voorspellende waarde (VW-), of de voorspellende waarde van een negatieve test, is van belang. Dat is het percentage patiënten dat door de screening terecht wordt aangewezen als nietafatisch. In formule:

$$5. \quad \text{VW--} = \frac{\text{terecht aantal negatieven}}{\text{totaal aantal negatieven cf. de indextest}} = \frac{d}{c + d}$$

De negatief-voorspellende waarde van deze screening is d / (c + d) = 45 / 53 = 0,85 = 85%. Dat betekent dat van alle patiënten die negatief scoren op deze screening 85% inderdaad niet afatisch is en dat omgekeerd ongeveer een achtste (15%) ondanks een foutloze prestatie toch een afasie heeft. Dat zullen de lichte afasieën zijn, zoals patiënten met een amnestische afasie, die toevallig ook het woord 'stethoscoop' net op tijd gevonden hebben. Ook dat was voorspelbaar, want een korte afasiescreening kan niet én makkelijk genoeg zijn om afasie van andere cognitieve stoornissen te onderscheiden én moeilijk genoeg om de lichte afasieën eruit te halen. Maar, zoals gezegd, een valideringsonderzoek is nodig om vast te stellen hoe vaak de screening er echt naast zit.

Samengevat weten we nu over de diagnostische waarde van de afasiescreening onder andere:
- dat 77% van de afasiepatiënten faalt op de screening (sensitiviteit);
- dat 31% van de patiënten zonder afasie eveneens faalt op de screening (1 – specificiteit);
- dat 57% van de patiënten die falen op de screening afasie heeft (VW+);
- dat 15% van de patiënten die de screening goed uitvoeren toch afasie heeft (1 – VW-).

Nu is het belangrijk om in te zien wat de klinische relevantie van deze waarden is. Als in het artikel dat verslag doet van dit valideringsonderzoek staat dat de sensitiviteit van de nieuwe afasiescreening 77% is, klinkt dat aardig, maar de VW+ laat zien dat de screening slechts 57% van de afasiepatiënten detecteert! Dat houdt in dat wanneer artsen deze afasiescreening zouden gebruiken, 43% (bijna de helft) van de patiënten die ze voor verder onderzoek en behandeling naar de logopedist stuurden geen afasie heeft. Op basis van deze screening zou bij bijna de helft van de verwezen patiënten voor niets logopedisch onderzoek worden gedaan. Dat is zonde van de tijd van de logopedist, zeker wanneer die worstelt met weinig tijd of een wachtlijst heeft. De screening is dus niet specifiek genoeg.

De lezer die wil weten hoeveel afasiepatiënten door de screening worden gemist, moet kijken naar de VW-. Die laat zien dat 85% van de patiënten die geen moeite hebben met de screening inderdaad niet-afatisch zijn, terwijl dus 15% ten onrechte niet naar de logopedist wordt verwezen, maar hopelijk zelf gaat klagen over woordvindingsproblemen of moeite met lezen en schrijven.

De gebruiker van voorspellende waarden moet echter ook weten dat deze waarden afhankelijk zijn van de prevalentie van de stoornis. Je moet de voorspellende waarden dus altijd zien in relatie tot de prevalentie. Als we bij gelijkblijvende sensitiviteit en specificiteit van de afasiescreening de prevalentie verhogen, stijgt de VW+, maar daalt de VW-. Andersom daalt de VW+ en stijgt de VW- bij een lagere prevalentie. Zie figuur 3.4.

		referentietest = tokentest: afasie?		
		ja (+)	nee (-)	totaal
indextest = afasie?	afasie (+)	270	20	290
	geen afasie (-)	a | b c | d 80	45	125
	totaal	350	65	415

Se (%):	77,1	LR+	2,5
Sp (%):	69,2	LR-	0,3
P[Z+] (%)	84,3		
P[Z-] (%)	15,7		
VW+ (%):	93,1	fout pos. (%):	6,9
VW- (%):	36,0	fout-neg. (%):	64,0

Figuur 3.4 *Stijging van de VW+ en daling van de VW- bij hogere prevalentie en gelijkblijvende Se en Sp.*

Bij gelijkblijvende sensitiviteit en specificiteit maar een aanzienlijk hogere prevalentie gebeurt het volgende. Wanneer 84% van de opgenomen patiënten afatisch is (350/415), betekent een positieve uitkomst met dezelfde afasiescreening dat 93% (270/290) inderdaad afasie heeft. Maar bij zo'n hoge prevalentie kun je net zo goed alle patiënten direct doorsturen naar de logopedist.

		referentietest = tokentest: afasie?		
		ja (+)	nee (−)	totaal
indextest = afasie?	afasie (+)	27	200	227
	geen afasie (−)	8	450	458
	totaal	35	650	685

Se (%):	77,1	LR+		2,5
Sp (%):	69,2	LR−		0,3
Prev (%)	5,1			
VW+ (%):	11,9	fout-pos. (%):		88,1
VW− (%):	98,3	fout-neg. (%):		1,7

Figuur 3.5 Daling van de VW+ en stijging van de VW- bij lagere prevalentie en gelijkblijvende Se en Sp.

Het omgekeerde is het geval bij een heel lage prevalentie; zie figuur 3.5. Nu verhoogt een positieve afasiescreening de kans op een afasie van 5% (35/685) naar 12% (27/227), dus maar liefst 88% van de patiënten die volgens de indextest afatisch zijn, is dat volgens de Tokentest niet. Dus bijna negen van de tien patiënten die voor verder onderzoek naar de logopedist worden verwezen, komen daar onnodig. Het is de vraag of screenen nu wel zin heeft. Als het toch belangrijk is om de patiënten die wel afatisch zijn te detecteren, moet de screening een stuk sensitiever (en specifieker) worden. De grootste diagnostische winst wordt volgens Offringa e.a. (2008) dan ook geboekt bij prevalenties tussen de 30 en 70%.

Bij een lage prevalentie is het ook bepalend hoe kwalijk de stoornis is. Een goed voorbeeld daarvan is te zien bij de vroegtijdige opsporing van gehoorstoornissen bij kinderen. De prevalentie van aangeboren gehoorstoornissen is ongeveer 1,5%. Dat is een gering percentage, maar goed kunnen horen is zo bepalend voor de spraak- en taalontwikkeling van kinderen dat aan vroegtijdige opsporing en sensitieve screeningen veel aandacht wordt besteed.

Wat zeggen deze diagnostische waarden nu over de individuele patiënt? De prevalentie wordt ook wel de *voorafkans* (pre-test probability) genoemd. De positief-voorspellende waarde is dan de *achteraf-*

kans (post-test probability). Een neurologische patiënt die net een CVA of hersenoperatie heeft doorgemaakt in het door ons onderzochte ziekenhuis heeft überhaupt (a priori) 35% kans op een afasie (prevalentie of voorafkans). Als hij positief scoort op de afasie screening, heeft hij 57% kans dat hij inderdaad een afasie heeft (achterafkans). Maar zou de prevalentie 50% zijn en de VW+ nog steeds 57%, dan voegt die screening dus nauwelijks iets toe aan de aannemelijkheid dat de patiënt de stoornis heeft. Hetzelfde geldt voor de afwezigheid van de stoornis. In ons voorbeeld is de kans dat de CVA-patiënt niet-afatisch is 65%. Als de patiënt de screening foutloos doet, weten hij en zijn arts voor 85% zeker dat hij inderdaad geen afasie heeft. De kans dat hij niet-afatisch is, is door de uitslag van de screening dus zeker groter geworden, maar geen 100%.

3.4.2 Diagnostische waarden in verhoudingen (ratio's)

Bovengenoemde diagnostische waarden zijn eenvoudig te berekenen en makkelijk te interpreteren, maar om het diagnostische verhaal volledig te vertellen, moet je altijd ten minste twee tot vier percentages noemen en uitleggen. Ook als je screeningen met elkaar wilt vergelijken, moet je meerdere percentages met elkaar vergelijken. Handiger is het om percentages te combineren in een verhouding of ratio. De sensitiviteit en specificiteit van een screening zeggen iets over de mate waarin de screening de aanwezigheid respectievelijk afwezigheid van een stoornis *aannemelijk* maakt. Die waarden op een bepaalde manier op elkaar gedeeld, is dan de aannemelijkheidsverhouding of likelihoodratio (LR).

Een ratio is de verhouding tussen kansen: de positieve kansverhouding (LR+) is de verhouding van de kans op de *aanwezigheid* van de stoornis (volgens de indextest) onder personen met en zonder de stoornis (volgens de referentietest), in het voorbeeld de afasiepatiënten en niet-afasiepatiënten. In formule:

6. $$LR+ = \frac{\text{kans op positieve uitslag bij patiënten met de stoornis (Se)} = a / (a + c)}{\text{kans op positieve uitslag bij patiënten zonder de stoornis } (1 - Sp) = b / (b + d)}$$

$= Se / (1 - Sp)$ of wanneer je rekent met percentages: $Se / (100 - Sp)$

In ons voorbeeld is het de verhouding tussen de afasiepatiënten die falen op de screening en de niet-afasiepatiënten die falen op de screening. Met andere woorden, het is de verhouding tussen het percentage terecht-positieven en fout-positieven of a : b; zie figuur 3.6.

		referentietest = tokentest: afasie?		
		ja (+)	nee (−)	totaal
indextest: afasie?	afasie (+)	27 / 35 = 77% a	20 / 65 = 31% b	37
	geen afasie (−)	c 8 / 35	d 45 / 65	22
	totaal	35	65	59

Figuur 3.6 *De positieve likelihoodratio (LR+) is a : b.*

LR+ = 77% : 31% = 77 / 31 : 31 / 31 = 2,5 : 1. Dat betekent dat de verhouding tussen de kans op een positieve screening bij patiënten met en zonder afasie 2,5 : 1 is. Met andere woorden: een afasiepatiënt heeft tweeënhalf keer meer kans dat de afasiescreening positief is dan een niet-afasiepatiënt.

De LR+ varieert van 1 tot oneindig. Een LR+ van 1 maakt de kans op een positieve screening één keer zo groot en dan heeft de screening dus geen diagnostische waarde. Het voordeel van de aannemelijkheidsverhouding is dat het de sensitiviteit en specificiteit combineert. Een screening met een hoge Se maar lage Sp heeft toch maar een matige LR+, evenals een screening met een lage Se maar hoge Sp. Nadeel is dat het een subjectieve waarde blijft. Hoe hoger de LR+, hoe beter de diagnostische waarde van de screening, maar wat is hoog? Op sommige internetsites is de volgende classificatie te vinden.

LR+ < 2   weinig of geen diagnostische winst
      2-5   enige diagnostische winst
      5-10   matige/redelijke diagnostische winst
      > 10   grote diagnostische winst

Wanneer de specificiteit 100% is, is de LR+ oneindig; dat wil zeggen dat een positieve screening de diagnose 100% zeker maakt, want de kans op fout-positief is afwezig (cel b = 0).

De negatieve likelihoodratio (LR-) geeft de kansverhouding weer bij een *negatieve* screeningsuitslag. Met andere woorden: de verhouding van de kans op *afwezigheid* van de stoornis (volgens de indextest) onder de personen met en zonder de stoornis (volgens de referentietest), in het voorbeeld de afasiepatiënten en de niet-afasiepatiënten. In formule:

7. $\text{LR-} = \dfrac{\text{kans op negatieve uitslag bij patiënten met de stoornis } (1 - Se) = c / (a + c)}{\text{kans op negatieve uitslag bij patiënten zonder de stoornis } (Sp) = d / (b + d)}$

$= (1 - Se) / (Sp)$ of wanneer je rekent met percentages: $(100 - Se) / (Sp)$

Je zou ook kunnen zeggen dat het de verhouding is tussen het percentage fout-negatieven en terecht-negatieven of c : d; zie figuur 3.7.

		referentietest = tokentest: afasie?		
		ja (+)	nee (−)	totaal
indextest: afasie?	afasie (+)	27 / 35 a	20 / 65 b	37
	geen afasie (−)	c 8 / 35 = 23%	d 45 / 65 = 69%	22
	totaal	35	65	59

Figuur 3.7 *De negatieve likelihoodratio (LR-) is c : d.*

LR- = 23% : 69% = 23 / 69 : 69 / 69 = 1 : 0,33. Een afasiepatiënt heeft hier dus driemaal minder kans op een negatieve screening dan een niet-afasiepatiënt. Je kunt ook zeggen dat patiënten zonder afasie driemaal (1/0,33) meer kans hebben op een negatieve screening. De LR- kan een waarde hebben tussen 0 en 1, dus hoe lager de LR-, hoe beter de indextest. Volgens classificaties op internet:

LR-	> 0,5	weinig of geen diagnostische winst
	0,2-0,5	enige diagnostische winst
	0,1-0,2	matige/redelijke diagnostische winst
	< 0,1	grote diagnostische winst

Wanneer de sensitiviteit 100% is, wordt de LR- 0 en sluit een negatieve screening de stoornis volledig uit, want de kans op fout-negatief is 0% (cel c = 0).

Een samenvatting van de diagnostische gegevens tot nu toe luidt als volgt.
- 77% (95% BI 63,2% – 91,1%) van de afasiepatiënten faalt op de screening (sensitiviteit).
- 31% (95% BI 19,5% – 42,0%) van de patiënten zonder afasie faalt eveneens op de screening (1 – specificiteit).
- 57% (95% BI 43,3% – 71,6%) van de patiënten die falen op de screening heeft afasie (VW+).
- 15% (95% BI 5,5% – 24,7%) van de patiënten die niet falen op de screening heeft toch afasie (1 – VW-).
- Afasiepatiënten hebben tweeënhalf keer meer kans op een positieve screening.
- Niet-afasiepatiënten hebben driemaal meer kans op een negatieve screening.

Voor een goed beeld van de diagnostische waarde van een screening is het behulpzaam om de voorspellende waarden (achterafkansen) in een grafiek af te zetten tegen de prevalentie (voorafkansen). In figuur 3.8 is dat gedaan voor de fictieve afasiescreening (het spreadsheet waarmee dat kan worden gedaan staat op de website).

De grafiek in figuur 3.8 laat duidelijk zien dat de diagnostische waarde van de afasiescreening beperkt is. Stel dat de eerder beschreven afasiescreening na de eerste validering is bijgesteld en opnieuw is onderzocht, en een aangepaste 2x2-tabel geeft (figuur 3.9). Direct is te zien dat de fout-positieven (cel b) en fout-negatieven (cel c) zijn afgenomen, dus dat alle waarden zijn verbeterd. De achterafkans op een afasie (positief-voorspellende waarde) is nu 81% en de LR+ is gestegen naar 7,7. Ook de aannemelijkheid dat er geen sprake is van afasie bij een foutloze screening (negatief-voorspellende waarde) is hoog, namelijk 97%.

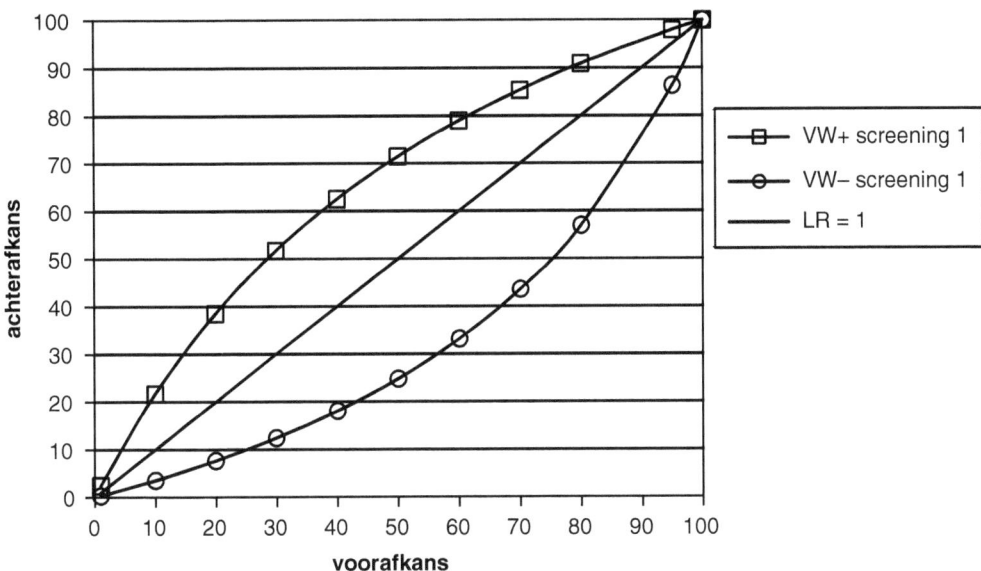

Figuur 3.8 *De voorspellende waarden of achterafkansen van de afasiescreening afgezet tegen de voorafkansen of verschillende prevalenties. Hoe verder van de neutrale lijn die een likelihoodratio (LR) van 1 weergeeft, hoe beter de diagnostische waarde van de screening. De achterafkansen van een negatieve screening (VW-) zijn omgezet in de inverse waarden om te kunnen visualiseren dat de ruimte rechts onder de curve een weergave is van de hoeveelheid foutnegatieve patiënten; de ruimte linksboven de curve is een weergave van de hoeveelheid fout-positieve patiënten. De ruimte tussen de curves geeft de omvang van de correct gediagnosticeerde patiënten weer.*

		referentietest = tokentest: afasie?		
		ja (+)	nee (−)	totaal
indextest = afasie?	afasie (+)	33 a	8 b	41
	geen afasie (−)	c 2	d 57	59
	totaal	35	65	100

Se (%):	94,3	LR+		7,7
Sp (%):	87,7	LR−		0,1
Prev (%):	35,0			
VW+ (%):	80,5	fout-pos. (%):		19,5
VW− (%):	96,6	fout-neg. (%):		3,4

Figuur 3.9 *De uitkomsten van de validering van de verbeterde afasiescreening.*

De curves in de grafiek lopen nu ook gunstiger; zie figuur 3.10. Eveneens is nu ook goed te zien dat de grootste diagnostische winst verkregen wordt bij prevalenties ongeveer tussen de 30 en 70% (Offringa e.a., 2008). Bij heel lage prevalenties is het percentage gemiste patiënten namelijk klein en het percentage fout-positieve patiënten groot; bij hoge prevalenties is het net andersom. Of screenen dan nog zinvol is, hangt af van de gevolgen: hoe ernstig is het missen van patiënten, hoe kostbaar is verdere diagnostiek enzovoort?

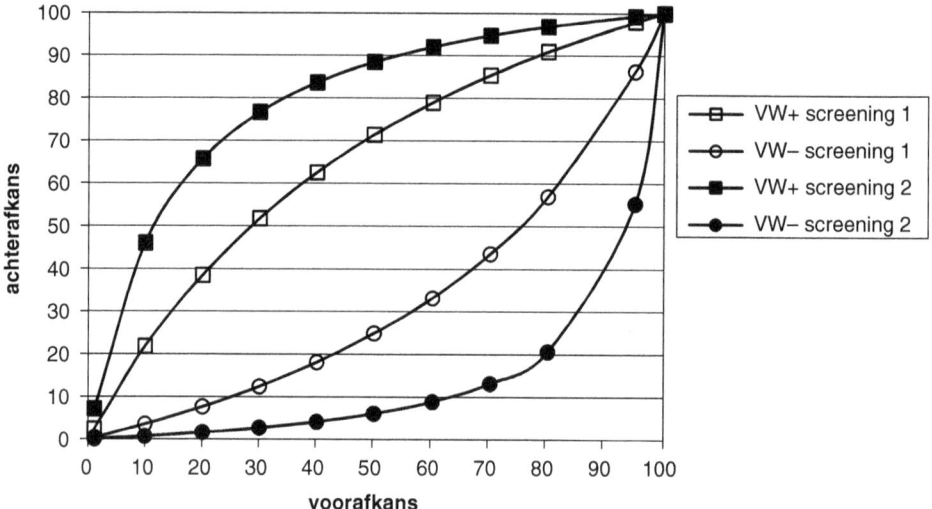

Figuur 3.10 De achterafkans van de verbeterde afasiescreening afgezet tegen de voorafkansen. De ruimte tussen de curves, de weergave van de correct gediagnosticeerde patiënten, is groter in vergelijking met de eerste afasiescreening. De LR+ van screening 1 bedraagt 2,5, die van screening 2 is 7,7.

Samengevat: de sensitiviteit en specificiteit van een screening geven de diagnostische waarde van de screening aan, samengevoegd in een likelihoodratio. De diagnostische waarde uit één valideringsonderzoek is stabiel, de voorspellende waarden of achterafkansen zijn afhankelijk van de prevalentie of voorafkans op de stoornis. De behandelaar moet zelf beoordelen of de diagnostische waarde van de indextest voldoende is, in de populatie waarin deze zal worden gebruikt.

Appendix

Wanneer in een artikel over een valideringsstudie de 2x2-tabel ontbreekt, maar wél de prevalentie en sensitiviteit en specificiteit worden gegeven, zijn de voorspellende waarden desgewenst zelf uit te rekenen. Zie daarvoor box 3.1.

Box 3.1 De voorspellende waarden schatten of berekenen bij een andere prevalentie

Het snelste is het schatten van de VW+ via een nomogram; zie figuur 3.11. Wanneer de prevalentie (voorafkans) bekend is en de LR+ ook, kun je de rechte lijn tussen deze getallen doortrekken naar rechts en wordt de achterafkans direct aangewezen. Met de prevalentie en de LR's kunnen de voorspellende waarden ook exact worden berekend via odds en de likelihoodratio. De voorafkans wordt omgezet in de pre-test odds, vermenigvuldiging met de LR levert de post-test odds op, en de post-test odds worden weer omgezet in de achterafkans (voorspellende waarde). Voor inzicht in het verschil tussen odds en kans, zie hierna *Intermezzo*.

In formule aan de hand van de gegevens van de eerste afasiescreening (zie paragraaf 3.4.1):

8.   pre-test odds = prevalentie / 1 − prevalentie
    = (35 / 100) / (65 / 100) = 35 / 65 = 0,54

Dat wil zeggen: a priori is de verhouding tussen de kans op wel en geen afasie 0,54 : 1, dat is ongeveer hetzelfde als 1 : 2.
LR+ = Se / 1 − Sp = 0,77 / 0,31 = 2,5
Volgens het zeventiende-eeuwse theorema van Bayes geldt (Offringa e.a., 2008; Bouter & van Dongen, 2010; Schouten, 1999):

9.   post-test odds = LR+ × pre-test odds

    In ons voorbeeld:

    post-test odds = LR+ × pre-test odds = 2,5 × 0,54 = 1,35

10.   VW+ (achterafkans) = odds / odds + 1
    = 1,35 / 2,35 = 0,57 = 57%

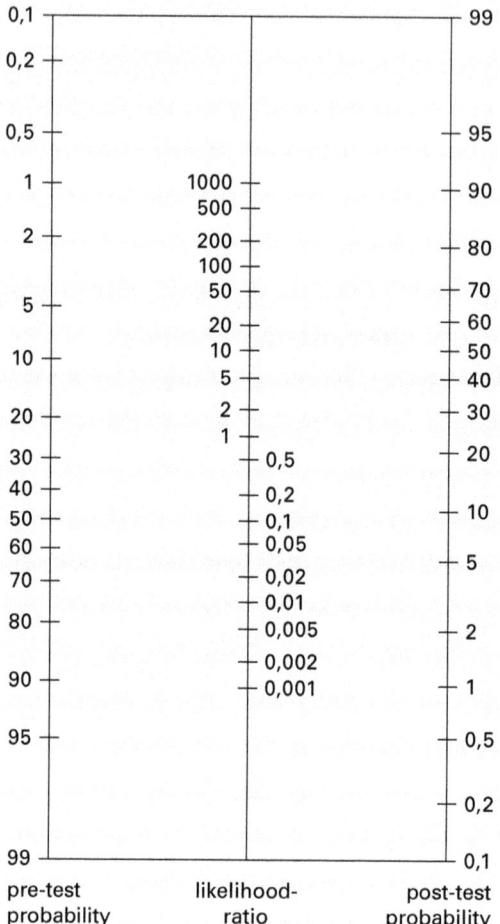

Figuur 3.11 Nomogram voor het berekenen van een achterafkans op ziekte aan de hand van een likelihoodratio en een voorafkans. Trek een lijn vanaf de voorafkans (pre-test probability) op de linker as naar het punt op de middelste as dat de waarde van de likehoodratio aangeeft. Het snijpunt van deze lijn met de rechter as geeft de achterafkans (post-test probability) weer.

Aldus berekend is de VW+ 57% en dat klopt met de eerdere berekening uit de 2x2-tabel van de afasiescreening. Dat is hetzelfde als (Schouten, 1999):

11. VW+ = $\dfrac{\text{Prev} \times \text{LR+}}{(\text{Prev} \times \text{LR+}) + (1 - \text{Prev})}$

= (0,35 x 2,5) / [(0,35 x 2,5) + (1– 0,35)]
= 0,875 / (0,875 + 0,65) = 0,875 / 1,525 = 0,57 = 57%

Hetzelfde kan worden toegepast voor de negatief-voorspellende waarde of de achterafkans op de *afwezigheid* van de stoornis (in casu afasie), namelijk als het perspectief wordt omgedraaid.

12. pre-test odds = (1 − prev) / (prev) = 0,65 / 0,35 = 1,86

13. post-test odds = pre-test odds x (1 / LR−) = 1,86 x 3,0 = 5,58

14. VW− = post-test odds / (1 + post-test odds) = 5,58 / 6,58 = 0,85 = 85%

Net als de VW+ (Schouten, 1999) kan ook de VW− in één formule berekend worden:

15. $$\text{VW}- = \frac{(1 - \text{Prev}) \times (1/\text{LR}-)}{(1 - \text{Prev}) \times (1/\text{LR}-) + (\text{Prev})}$$

$$= (0{,}65 \times 3) / [(0{,}65 \times 3) + 0{,}35]$$

$$= 1{,}95 / 2{,}3 = 0{,}85 = 85\%$$

Deze berekeningen zijn geautomatiseerd in de excelspreadsheet op de website.

Intermezzo: het verschil tussen odds en kans
Odds is hetzelfde als verhouding tussen kansen. Habituele gokkers rekenen altijd in odds. Als de odds 4 is, betekent dit dat de verhouding tussen de kans op het verliezen en het winnen van een weddenschap 4 : 1 is. De kans op verliezen is 4 / (4+1) = 4/5 = 80%. Teruggerekend naar odds: 0,80 / (1 − 0,80) = 0,80 / 0,20 = 4.
Dus:
- kans = odds / (odds + 1);
- odds = kans / (1 − kans).

3.5 Oefeningen[1]

Oefening 1. Slikscreening

Vraag: in hoeverre voorspelt een dysartrie dat de patiënt ook een slikstoornis heeft? Met andere woorden: wat is de diagnostische waarde van een dysartrie voor het vóórkomen van een slikstoornis?

[1] De uitwerkingen van de oefeningen staan achter in dit boek.

Bij 59 CVA-patiënten onderzocht Daniels e.a. (1997) onder andere of sprake was van een dysartrie (indextest). Op dezelfde dag is met behulp van een slikvideo (referentietest) bij dezelfde patiënten vastgesteld of ze een orofaryngeale slikstoornis hebben of niet. De volgende 2x2-tabel kon uit de gegevens worden samengesteld (figuur 3.12):

		referentietest = slikvideo: slikstoornis?		
		ja (+)	nee (–)	totaal
indextest = dysartrie?	dysartrie (+)	22 (a)	15 (b)	37
	geen dysartrie (–)	4 (c)	18 (d)	22
	totaal	26	33	59

Figuur 3.12 *De 2x2-tabel uit de gegevens van Daniels e.a. (1997), waarin dysartrie de indextest is en slikstoornis volgens slikvideo de referentietest.*

a Bereken de volgende waarden:
Prevalentie, Se, Sp, VW+, VW-, LR+ en LR- met de betrouwbaarheidsintervallen.
b Beantwoord de volgende vragen.
1 Hoeveel kans heeft een CVA-patiënt met een dysartrie op een slikstoornis?
2 Hoe groot is de kans dat een patiënt met een slikstoornis ook dysartrisch spreekt?
3 Een CVA-patiënt met een slikstoornis heeft ... x meer kans op een dysartrie dan een CVA-patiënt zonder slikstoornis.
4 Hoeveel kans heeft een CVA-patiënt a priori op een slikstoornis?
5 Hoe groot is de kans dat een CVA-patiënt zonder dysartrie ook geen slikstoornis heeft?
6 Hoeveel procent van de CVA-patiënten zonder slikstoornis heeft wél een dysartrie?

Oefening 2. Taalscreening

Je werkt mee aan een preventieprogramma van de GGD, waarvoor een taalscreening moet worden gekozen die door huisartsen en consultatiebureauartsen kan worden gebruikt. Het team wil de screening van Klee e.a. (2000) bekijken omdat die al bij tweejarige kinderen kan worden afgenomen. De screening bestaat eruit dat ouders van een lijst met 310 woorden moeten aangeven of hun kind dat woord al actief gebruikt en of het kind al woorden combineert in korte zinnen (vergelijkbaar met de Lexilijst van de Schlichtingtest voor taalproductie). Een tweejarig kind moet ten minste 50 van de 310 woorden gebruiken, dus minder dan 50 is een positieve screening. Eerdere validering van deze vragenlijst leverde 48% foutpositieve verwijzingen op, dat wil zeggen: kinderen die een taalachterstand lijken te hebben, terwijl dat niet zo is. Dat is ook niet zo verwonderlijk, want de late praters zullen op tweejarige leeftijd inderdaad nog geen hoge score halen. De onderzoekers onderzochten of de positief-voorspellende waarde te verbeteren was door hetzelfde criterium (< 50/310) te combineren met bezorgdheid van de ouders of met het gegeven dat het kind in twee jaar meer dan zes oorontstekingen heeft doorgemaakt. Uit de studie is de volgende 2x2-tabel te halen (tabel 3.1):

Tabel 3.1 Een 2x2-tabel uit de studie van Klee e.a. (2000)			
t.o.s.	taalonderzoek positief	taalonderzoek negatief	totaal
vragenlijst positief	118	35	153
vragenlijst negatief	12	835	847
	130	870	1000

a Bereken de prevalentie, de LR+, LR-, de VW+ en VW-.
b Hoeveel kinderen worden met deze screening gemist?
c Hoeveel kinderen worden onterecht verwezen?
d In de wijken waarvoor het preventieprogramma wordt gemaakt, is de prevalentie van taalproblemen bij jonge kinderen hoger dan 13%, namelijk ongeveer 25%. Wat zijn dan de positief- en negatief-voorspellende waarden? Zoek het op in het nomogram of bereken het zelf.

Oefening 3. ScreeLing

De meest recente Nederlandse afasiescreening is de ScreeLing. Uit het eerste valideringsonderzoek (Doesborgh e.a., 2003) zijn de volgende gegevens te halen: 63 afasiepatiënten zijn geïncludeerd, van wie veertien een afasie hebben volgens de Tokentest. De sensitiviteit is 86% en de specificiteit 96%. Bereken de VW+, VW-, LR+ en LR-.

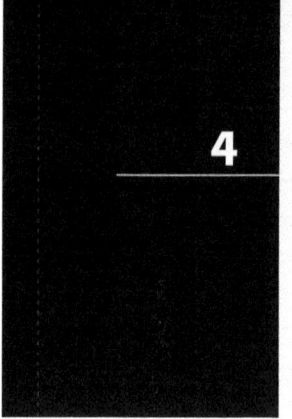

4 Therapie: beoordeling van een interventieonderzoek

4.1 Inleiding

Een logopedist die evidence-based wil behandelen, zal zich afvragen of er over de voorgenomen behandelwijze van zijn patiënt evidentie bestaat. Om die vraag te beantwoorden, zal hij op zoek gaan naar wetenschappelijke publicaties die een sterke evidentie hebben. Voor de sterkte van de evidentie wordt verwezen naar hoofdstuk 1, waar in de evidentiepiramide zichtbaar is gemaakt welke soorten publicaties welke evidentiekracht vertegenwoordigen.
In het kader van dit boek beperken wij ons tot één type onderzoek: het experiment, omdat dat bij het paramedisch interventieonderzoek veelvuldig wordt toegepast.
Er bestaan verschillende soorten experimenten, maar het experiment met de grootste overtuigingskracht maakt gebruik van twee (of meer) groepen, namelijk een experimentele groep die de te onderzoeken interventie (= indexbehandeling) krijgt en een controlegroep die de referentiebehandeling krijgt. Dergelijke experimenten kennen ten minste twee metingen: voor aanvang van het experiment en na afloop ervan (maar ook tussentijds kunnen metingen worden verricht). Ten slotte is bepalend voor de kwaliteit van het experiment hoe de twee groepen tot stand gekomen zijn. Als dat op basis van toeval (*at random*) is gebeurd, is er sprake van een *randomized clinical/controlled trial*, een RCT.
De essentie van een RCT is de vraag of de verschillen die gemeten worden tussen de experimentele groep (indexgroep) en de controlegroep (referentiegroep), uitsluitend mogen worden toegeschreven aan de effecten van de interventie die de experimentele groep heeft ondergaan en niet aan andere, onbedoelde, buiten-experimenteel beïnvloedende factoren. Deze kunnen in elk onderzoek op de loer liggen en moeten bij voorbaat door de onderzoeker worden geëlimineerd of onder controle worden gebracht. Dat kan hij doen

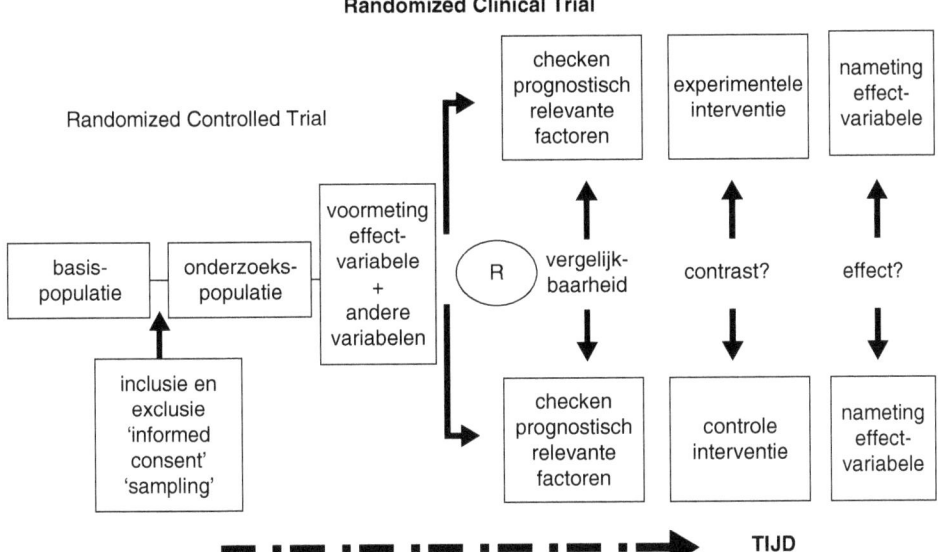

Figuur 4.1 Schematische weergave van een Randomized Clinical Trial

door een onderzoeksontwerp (*design*) te kiezen waarin al is voorzien in het controleren van deze onbedoeld en ongewenst beïnvloedende factoren. Mits goed uitgevoerd, is de RCT zo'n design. *Interne validiteit* is dus de mate waarin de onderzoeker erin slaagt om aannemelijk te maken dat het gevonden verschil tussen index- en referentiegroep wordt veroorzaakt door de onderzochte interventie die de indexgroep heeft ondergaan, met uitschakeling van allerlei andere beïnvloedende factoren die dat verschil ook hadden kunnen veroorzaken. Of die andere beïnvloedende factoren met succes onder controle zijn gehouden, wordt gecontroleerd door middel van de controlegroep.

Tot slot wijzen we nog op het verschil tussen de begrippen 'resultaat' en 'effect'. Het resultaat is de uitkomst van een meting die tijdens het onderzoek bij proefpersonen wordt verricht. Indien de verschillen in resultaten tussen de beide groepen groot zijn (en het onderzoek intern valide is uitgevoerd), kan worden geconcludeerd dat het effect van de interventie (therapie) groot is.

Voorafgaand aan de beoordeling van het interventieonderzoek zal de logopedist dus moeten vaststellen óf hij te maken heeft met een RCT. Normaal gesproken wordt dat in de titel van de publicatie of in de abstract expliciet vermeld. Een voorbeeld daarvan, waaraan we in dit hoofdstuk herhaaldelijk zullen refereren, is *Randomised control-*

led trial of community based speech and language therapy in preschool children (Glogowska e.a., 2000). Als dat onverhoopt niet wordt vermeld in de titel of de abstract, moet de logopedist bekijken of in het beschreven experiment gewerkt wordt met een index- en een referentiegroep en of er ten minste een voor- en een nameting heeft plaatsgevonden. Pas dan heeft het zin om überhaupt met de beoordeling te beginnen.

De logopedist is op zoek gegaan naar evidentie op geleide van een zoekvraag. In die zoekvraag zitten een aantal elementen die moeten overeenkomen met de gelijksoortige elementen in het onderzoek dat beoordeeld gaat worden. In hoofdstuk 3 zijn die elementen reeds beschreven onder de term PICO. In het kader van interventieonderzoek zijn de PICO-elementen als volgt te omschrijven.

Patient

De kenmerken van de patiënten in het onderzoek moeten de kenmerken van zijn eigen patiënt, voor wie de logopedist evidentie zoekt voor de behandeling, zo dicht mogelijk benaderen of ze moeten daar in het ideale geval mee overeenstemmen. De mate van overeenkomst kan op twee manieren worden bepaald. Ten eerste via de zogenaamde *in- en exclusiecriteria*. Dat zijn de criteria op grond waarvan personen van deelname aan het onderzoek worden uitgesloten (exclusie) of voor deelname worden ingesloten (inclusie). De in- en exclusiecriteria vormen voor de logopedist hét instrument bij uitstek om te bepalen of de patiënten die in het onderzoek zijn betrokken enigszins lijken op de patiënt voor de behandeling van wie hij evidentie zoekt. Ze zijn te vinden in de paragraaf 'Materiaal en methode' van een RCT. In Appendix 1 op de website bij dit boek is de standaardopbouw van een RCT beschreven.

Stel: een logopedist vraagt zich af wat het effect is van logopedie, gegeven aan kinderen in de voorschoolse periode, bij wie een taalachterstand of taalvertraging wordt vermoed naar aanleiding van een slechte verstaanbaarheid, matige syntactische en lexicale vaardigheden en een matig taalbegrip.

In de studie van Glogowska e.a. (2000) vindt die logopedist de volgende inclusiecriteria:
- onlangs naar de logopedist verwezen kinderen die Engels verwerven in een eentalig gezin;
- jonger dan drieënhalf jaar;

- geen diagnose van ernstige leerstoornissen of autisme;
- geen mondmotorische problemen;
- geen primaire diagnose van stotteren of dysfonie;
- geen broertje of zusje dat logopedie krijgt;
- een verzorger moet de therapie kunnen bijwonen;
- ouders moeten toestemming geven voor deelname aan het onderzoek;
- ten slotte moeten de kinderen voldoen aan een van de onderstaande klinische criteria:
  - een standaardscore < 1,2 SD onder het gemiddelde op het auditief begripsdeel van de voorschoolse taalontwikkelingsschaal; in dat geval wordt het kind ingedeeld in de algemene taalgroep;
  - een standaardscore > 1,2 SD onder het gemiddelde op het auditief begrip, maar < 1,2 SD onder het gemiddelde van het expressieve taaldeel van de voorschoolse taalontwikkelingsschaal; dan wordt het kind ingedeeld in de expressieve taalgroep;
  - auditief begrip en expressieve taal scoren > 1,2 SD onder het gemiddelde, en het foutpercentage ligt > 40% in de productie van fricatieven en/of velaren en van klanken die voorkomen na een klinker in de 22 woorden die worden gebruikt in de fonologische analyse; dan komt het kind in de fonologiegroep.

Op basis van deze informatie besluit de logopedist dat de kinderen die aan het onderzoek van Glogowska e.a. deelnemen, lijken op de kinderen naar aanleiding van wie de vraag oorspronkelijk is ontstaan.

De tweede manier om de overeenkomst tussen de patiënten uit het onderzoek en de 'eigen' patiënt te bepalen, is door te kijken naar de meting van de zogenoemde *achtergrondvariabelen (baseline characteristics)*. Te denken valt aan leeftijd, geslacht, beroep, woonomgeving, algemene gezondheidstoestand enzovoort. Dat kunnen ook factoren zijn zoals de ernst van de aandoening, de aanwezigheid van eventuele andere ziekten (comorbiditeit) of het gebruik van medicijnen, anders dan in het onderzoek voorgeschreven (comedicatie). Ook het inschakelen van andere hulpverleners tijdens de onderzoeksperiode (cointerventie) kan van invloed zijn op het resultaat. In het onderzoek van Glogowska e.a. komen als achtergrondvariabelen voor: aandachtniveaus bij het kind (uitgedrukt op een schaal van 1 tot 6), symbolisch spel en kenmerken van de ouders en het gezin, zoals de opleiding van de ouders, beroep en leeftijd, vorm van kinderopvang (indien van toepassing), gezinssamenstelling en de medische geschiedenis van het kind, waaronder het gehoor en de communicatievaardigheden.

Intervention

De interventie die wordt onderzocht (= de indexbehandeling), dient overeen te komen met de behandelwijze waarin de logopedist is geïnteresseerd of die hij in het ideale geval zelf wil gaan toepassen. In een RCT moet die indexbehandeling zo gedetailleerd mogelijk beschreven zijn, zodat een geïnteresseerde beroepsbeoefenaar de interventie vanuit die tekst zou moeten kunnen toepassen, dus inclusief de gebruikte materialen, de frequentie enzovoort. In de logopedie kennen veel behandelingen geen standaard, zijn ze niet protocollair en dús gebonden aan degene die de behandeling uitvoert. In dat opzicht is een expliciete, herhaalbare beschrijving van de interventie van groot belang.

Bij Glogowska e.a. wordt die interventie slechts globaal beschreven: er is gewerkt aan verschillende taallagen tegelijk. Therapietechnieken bestonden uit taken uit het Derbyshire-taalschema, alledaags spel en spelletjes die dienden als context om taal te modelleren voor het kind. Ook de doelstellingen bestreken een breed gebied: bijvoorbeeld het begrip en de vorming van enkele woorden, gebruik van verhaaltjes en het identificeren van consonanten in woorden.

De auteurs geven ook informatie over de intensiteit van de therapie. In een tabel bij het artikel is te lezen dat het gemiddelde aantal uren therapie 6,2 bedraagt en het gemiddelde aantal contacten met de therapeut 8,1. Met een onderzoeksduur van een halfjaar betekent dat gemiddeld een uur therapietijd per maand.

Comparison

Vervolgens moet de logopedist zich afvragen wat de referentiebehandeling is. Het is belangrijk om goed te kijken naar het verschil tussen de index- en de referentiebehandeling in verband met het contrast tussen beide. Indien dat contrast groot is, zal gemakke-

lijker een effect gevonden worden dan wanneer dat contrast minimaal is.
Bij Glogowska e.a. bestaat de referentiebehandeling uit 'waakzaam wachten'; dat wil zeggen dat de kinderen in deze groep geen therapie krijgen, maar dat hun taalontwikkeling wel wordt gevolgd.

Outcome

Ten slotte zal de uitkomst in het onderzoek gelijk moeten zijn aan een door de logopedist nagestreefd behandeldoel. Die uitkomsten worden effectvariabelen genoemd en er zijn in de literatuur vele voorbeelden van te vinden: de gemiddelde zinslengte in een taalsample, de aan- of afwezigheid van stemplooiknobbels, de verbetering op een ernstschaal van 4 naar 2, een ernstvermindering op de Tokentest, al dan niet een subjectieve verbetering naar het oordeel van de patiënt.
Bij Glogowska e.a. is gekozen voor vijf uitkomsten: auditief begrip, expressieve taal, percentage fonologische fouten, de score op de Bristol-taalontwikkelingsschalen en de mate van verbetering op het ene klinische criterium waarop het kind mede is geïncludeerd en op grond waarvan het kind in een van de drie groepen is geplaatst.
Op basis van al deze informatie vooraf over de studie van Glogowska besluit de logopedist dat dit artikel zeer bruikbaar is voor de beantwoording van zijn eigen klinische vraag. Het loont de moeite om de volledige tekst van de publicatie kritisch te beoordelen.
Bij het beoordelen van een RCT zijn de volgende onderdelen van belang (Sackett e.a., 2000; Offringa e.a., 2008).
1 *Validiteit van het onderzoek* (interne validiteit): is de RCT methodologisch correct uitgevoerd?
2 *Toepasbaarheid van de resultaten*: is de beschreven interventie ook op de eigen patiënt toepasbaar en mogen soortgelijke resultaten als in het onderzoek ook bij de eigen patiënt verwacht worden?
3 *Belang van de resultaten*: zijn ze correct berekend en hoe moeten ze worden geïnterpreteerd?

Tegenwoordig verzoeken redacties van biomedische tijdschriften steeds vaker aan auteurs van RCT's om zich bij het ontwerpen, uitvoeren en evalueren van de RCT te houden aan het CONSORT-statement: Consolidated Standards of Reporting Trials. Dat is een checklijst van 25 criteria waarbij ook een stroomdiagram wordt gevraagd. Deze lijst is vrij te raadplegen op www.consort-statement. org.

We zullen in de volgende paragrafen dieper ingaan op deze drie beoordelingscategorieën van een RCT.

4.2 Validiteit van het onderzoek

4.2.1 Heeft randomisatie plaatsgevonden?

De onderzoekspopulatie moet in twee of soms in meer groepen worden opgesplitst. Meer groepen zijn vereist wanneer meer indexbehandelingen tegen één referentiebehandeling worden uitgetest. Wanneer die indeling in twee of meer groepen bewust door een onderzoeker gedaan zou worden, zou de onderzoeker, kijkend naar de gezondheidstoestand van de in te delen patiënten, de neiging kunnen hebben om de patiënten die er het slechtst voorstaan, in te delen in de groep waarbij de onderzoeker de beste resultaten verwacht. Dat verschijnsel heet 'indication bias' en wordt voorkomen door *randomisatie*: het op basis van toeval bepalen welke patiënt in welke groep wordt ingedeeld.

Bij Glogowska e.a. waren de kinderen die aan dit onderzoek deelnamen afkomstig uit zogenaamde 'community clinics', een voorziening in het kader van de Engelse National Health Service. Er namen zestien clinics deel. De randomisatie van de kinderen vond plaats binnen de kliniek waar ze werden aangemeld (het is inefficiënt om de kinderen naar een andere kliniek te laten gaan) en binnen een van de drie klinische inclusiecriteria (algemene taal-, expressieve taal- en fonologiegroep). De drie groepen kregen ieder hun eigen kleur enveloppen waarin de randomisatienummers zaten. De volgorde van de randomnummers was voorafgaand aan het onderzoek bepaald, onafhankelijk van de logopedisten.

4.2.2 Is sprake van een geblindeerde toewijzing van de interventie?

Aan randomisatie zijn enkele kleine risico's verbonden die vooraf moeten worden uitgesloten. We hebben eerder gesproken over de in- en exclusiecriteria. In de uitvoering van het onderzoek zal er iemand moeten zijn die controleert of patiënten die in principe in aanmerking komen voor deelname voldoen aan die in- en exclusiecriteria. Deze persoon mag echter op zijn beurt weer niets weten van de toewijzingsvolgorde, dat wil zeggen wie in welke groep terechtkomt, want dat zou de genoemde 'indication bias' weer in de hand kunnen werken. Aan de andere kant mag degene die de randomisatie uitvoert de patiënt niet zien of kennen, om dezelfde reden. Daarom wordt er meestal voor gekozen om de randomisatie te laten uitvoeren door iemand die geheel onafhankelijk is en los van het onderzoek staat. Op die manier wordt voorkomen dat de randomisatie wordt beïnvloed. Deze techniek heet *concealment of allocation*: het blijft als het ware verborgen welke van de twee groepen de interventie ondergaat en welke van de twee groepen de controlebehandeling.

Bij Glogowska e.a. werd de toewijzing door de logopedist gedaan: hij opende, in aanwezigheid van de ouders, een ondoorzichtige envelop die gekleurd was naar de drie groepen die geformeerd waren op basis van de klinische inclusiecriteria. In die enveloppen zaten de randomisatienummers waaruit kon worden opgemaakt of een kind in de therapiegroep werd geplaatst of in de 'wachtgroep'. Als dat laatste het geval was, konden de ouders te allen tijde om therapie verzoeken, wanneer ze zich ernstig bezorgd maakten over de ontwikkeling van hun kind. Een onafhankelijk controleur die kennis had van de volgorde van de randomisatienummers, bevestigde dat de logopedisten zich in alle gevallen aan deze procedure hadden gehouden.

In één bijzonder geval mag de randomisatie worden beïnvloed: dat is wanneer de onderzoeker een sterke invloed verwacht van bepaalde prognostische variabelen. Een voorbeeld: in een onderzoek naar de effectiviteit van stemtherapie zijn patiënten geïncludeerd met zowel psychogene als organische stemstoornissen. De onderzoeker weet dat dat twee variabelen zijn die veel invloed hebben op de prognose van de patiënt. In zo'n geval mag hij *prestratificeren*; dat wil zeggen: hij maakt twee groepen patiënten die op beide prognostische variabelen identiek zijn. Zo krijgt hij een groep met psychogene en een groep met organische stemstoornissen. Binnen die groepen wordt vervolgens gerandomiseerd (*blokrandomisatie*) volgens eerder bepaalde procedures. Op die manier weet de onderzoeker zeker dat de belangrijke prognostische variabelen evenredig over beide groepen zijn verdeeld.

Bij randomisatie speelt ook de hoeveelheid patiënten een rol. Het succes van de randomisatie zal mede afhangen van het aantal patiënten dat moet worden gerandomiseerd. Hoe meer patiënten zijn geïncludeerd, des te groter de kans is op twee identieke groepen waarin alle belangrijke variabelen evenredig zijn verdeeld. Naarmate het aantal patiënten kleiner is, zal die verdeling minder evenredig en dus wat 'schever' komen te liggen. Oplossing voor dit probleem is *matching*, een bewuste evenredige samenstelling van twee groepen. Op deze techniek gaan we hier niet verder in, omdat experimenten waarin gematched is niet het predicaat RCT krijgen.

4.2.3 Zijn de groepen aan het begin van het onderzoek vergelijkbaar?

Er bestaan twee groepen, waarvan bekend is welke groep de indexgroep is en welke de referentiegroep. Nu moet worden bepaald of beide groepen in strikte zin vergelijkbaar zijn. Het enige verschil tussen beide groepen moet de behandeling zijn die ze ondergaan. Om dat te bepalen, worden na randomisatie, maar voor aanvang van de behandeling, per groep de waarden bepaald van de effectvariabelen en de achtergrondvariabelen. Die waarden worden vervolgens per groep met elkaar vergeleken om de overeenkomst respectievelijk het verschil tussen beide groepen vast te stellen.
Glogowska e.a. hebben alle relevante variabelen in beide groepen gemeten en vergeleken. Zij kwamen tot de conclusie dat de kinderen in beide groepen sterk op elkaar leken bij alle gemeten variabelen.

4.2.4 Wordt het intention-to-treat-principe gevolgd?

Eenmaal gerandomiseerd, behoort een proefpersoon definitief tot de onderzoekspopulatie en hij komt daar moeilijk weer uit. Natuurlijk vallen personen wel eens uit in een onderzoek: het gaat zo goed met ze dat ze zelf verdere behandeling niet meer nodig achten of het gaat zo slecht met ze dat intensievere interventie nodig is. Het kan ook voorkomen dat ze er gewoon geen zin meer in hebben, omdat verwachte verbetering uitblijft of omdat een andere hulpverlener betere resultaten in het vooruitzicht stelt. Wanneer deze personen verwijderd zouden worden uit een van de beide groepen, ontstaat er een disbalans tussen de beide groepen en treedt er weer een onevenwichtige verdeling op in de kenmerken die door de randomisatie juist zo zorgvuldig was opgebouwd. Dat moet worden voorkomen door net te doen alsof die personen wel tot de groep zijn blijven behoren waarbij ze waren ingedeeld en door net te doen alsof ze onder behandeling zijn gebleven. Dit principe staat bekend als het *intention-to-treat-principe*.

Van dit principe komen verschillende varianten voor. Zo zullen patiënten zich niet houden aan de instructies en procedures die ze van de onderzoeker hebben gehad en zullen ze, naast het onderzoek, hun eigen weg zoeken naar een betere gezondheid. In zo'n situatie zal de onderzoeker alleen die metingen meetellen van behandelonderdelen die volgens het onderzoeksprotocol zijn uitgevoerd: de zogenoemde *per-protocol-analyse*.

Het komt ook voor dat patiënten het onderzoekstraject niet kunnen afmaken vanwege een verhuizing, opname of, in het ergste geval, vanwege overlijden. In zo'n geval wordt de laatste meting die volgens protocol bij die persoon is gedaan, beschouwd als de eindmeting: de zogenoemde *last-observation-carried-forward*.

Beide varianten leiden tot een verkleining van het effect ten opzichte van de situatie waarin de patiënten het onderzoekstraject wél helemaal doorlopen zouden hebben. Methodologen vinden het gebruik van dergelijke, soms noodzakelijke, varianten niet erg: in de beroepspraktijk komt het ook voor dat patiënten hun eigen weg zoeken, afwijken van de instructies van de logopedist, uitvallen door ziekte, verhuizen enzovoort. Dus in die zin geeft dit principe een realistisch beeld van de te verwachten uitkomsten. Zo bezien zou het ontbreken van uitval tijdens een onderzoekstraject een onrealistische voorstelling van zaken zijn.

Glogowska e.a. hanteerden dit principe in hun onderzoek: in de referentiegroep ('waakzaam wachten') zaten 88 kinderen. De ouders van achttien van hen maakten zich, gedurende de periode dat het onderzoek duurde, ernstig zorgen over de ontwikkelingen en vroegen om therapie. Die kregen ze ook. Het intention-to-treat-principe betekende in dit geval dat die kinderen gerekend bleven worden tot de referentiegroep, ook al ontvingen ze therapie.

4.2.5 Zijn de uitkomsten expliciet beschreven?

Aan het einde van de behandelperiode zullen de effectvariabelen moeten worden nagemeten. De uitkomsten daarvan worden samengevat, zo men wil gereduceerd tot één kenmerkende maat, *parameter* genoemd: meestal is dat het gemiddelde met als aanvulling de standaarddeviatie (de gemiddelde spreiding van alle uitkomsten rondom dat gemiddelde). Zowel van de indexgroep als van de referentiegroep wordt een gemiddelde berekend. Die gemiddelden uit de nameting worden met elkaar vergeleken en niet meer met de waarden uit de beginmeting. Het gaat in een RCT immers om het verschil tússen de beide groepen en niet binnen de beide groepen. Zoals we in paragraaf 4.2.6 zullen zien, is men bij de beoordeling van een RCT echter ook geïnteresseerd in de grootte van het verschil tussen index- en referentiegroep: hoeveel patiënten in de indexgroep verbeteren onder invloed van of hebben baat bij de indexbehandeling en hoeveel patiënten uit de referentiegroep gaan vooruit onder invloed van de referentiebehandeling? Om die vragen te kunnen beantwoorden, moet aan twee eisen worden voldaan.

Op de eerste plaats heeft de beoordelaar van de RCT de oorspronkelijke data nodig en niet een reductie of een samenvatting daarvan in de vorm van bijvoorbeeld een gemiddelde van veertig patiënten. Met 'oorspronkelijke data' wordt bedoeld dat de waarden van de individuele patiënten terug te vinden moeten zijn in de tekst. Alleen op die manier valt te bepalen hoeveel patiënten uit de indexgroep respectievelijk de referentiegroep positief reageren op de aangeboden interventie, en hoeveel negatief.

Op de tweede plaats moeten de uitkomsten van de gemeten kenmerken worden teruggebracht tot telkens twee mogelijkheden: de patiënten zijn er wat de gemeten kenmerken betreft op vooruit- dan wel achteruitgegaan; een bepaalde aandoening manifesteert zich wel of niet; het aantal stotters in de spontane spraak neemt af of toe. Dit reduceren tot twee mogelijke uitkomsten heet *dichotomiseren*.

Wanneer aan deze eisen is voldaan, zijn alle ingrediënten aanwezig om iets te zeggen over de grootte van het waargenomen effect: we weten dan hoeveel patiënten vooruit respectievelijk achteruit zijn gegaan in de index- respectievelijk referentiegroep. Zo ontstaat een 2x2-tabel waarvan we ook in hoofdstuk 3 al voorbeelden zagen.

In het kader van de interventiestudies komen we hier in paragraaf 4.2.6 uitgebreid op terug.

Bij Glogowska e.a. wordt niet aan bovenstaande eisen voldaan: zij geven de resultaten weer in samenvattende maten. Daarmee gaan de individuele waarden van de kinderen verloren.

4.2.6 Wordt de kwaliteit van de meetinstrumenten beschreven?

De resultaten die worden gevonden in een onderzoek, worden sterk bepaald door de kwaliteit van de gehanteerde meetinstrumenten. Indien meetinstrumenten niet betrouwbaar of niet valide zijn, zeggen de gevonden resultaten ook weinig. Daarom is het van belang om bij de beoordeling van een interventieonderzoek te letten op de vraag of iets gezegd wordt over die kwaliteit. Aan meetinstrumenten mogen ten minste de eisen van validiteit en betrouwbaarheid worden gesteld.

Validiteit houdt in dat het meetinstrument ook daadwerkelijk meet wat het beoogt te meten. In hoofdstuk 3 over diagnostiek is validiteit al uitgebreid besproken. In dat hoofdstuk zijn ook de belangrijkste maten waarin validiteit wordt uitgedrukt gedetailleerd toegelicht.

Betrouwbaarheid houdt in dat het meetinstrument zich stabiel gedraagt wanneer het door dezelfde persoon herhaaldelijk wordt gebruikt bij dezelfde patiënten (intra-beoordelaarbetrouwbaarheid), of wanneer het bij dezelfde proefpersoon door meerdere personen wordt gebruikt (inter-beoordelaarbetrouwbaarheid).

Niet altijd is in de tekst van de publicatie terug te vinden wat de kwaliteit van het gehanteerde meetinstrument is. Vaak wordt volstaan met een referentie. Soms komt het ook voor dat de auteur(s) vertrouwt/vertrouwen op de bij de lezer aanwezige kennis. Voor een geaccepteerde referentietest, zoals de AAT, is noemen voldoende. De kwaliteit van het gebruikte meetinstrument wordt een probleem wanneer een niet-gevalideerd, speciaal voor de RCT ontworpen meetinstrument (bijvoorbeeld een vragenlijst) wordt gebruikt. Dan is het bespreken van de validiteit in de tekst wel van belang.

Glogowska e.a. geven voor alle gebruikte meetinstrumenten literatuurreferenties. Zij hanteren als belangrijkste instrumenten de Bristol-taalontwikkelingsschalen, de fonologische analyse naar Pagel Paden e.a. en de Vineland-gedragsschalen. Dit zijn bestaande meetinstrumenten die op hun methodologische kwaliteit zijn onderzocht.

4.2.7 Is er sprake van een follow-up?

Vanaf het moment dat de nameting is gedaan, begint de periode van de *follow-up*. Dat is de periode waarin geen behandeling meer wordt aangeboden aan de patiënten, maar waarin ze wel worden gevolgd en worden onderzocht om te zien of de waargenomen effecten blijvend zijn, eventueel langzaam uitdoven of weer snel verdwijnen nadat de behandeling is gestopt.

Het eerste punt waarop bij de beoordeling van de follow-up gelet dient te worden, is hoelang de follow-up duurt. Die duur wordt namelijk mede bepaald door de schatting van de termijn waarbinnen eventuele effecten wel eens zouden kunnen verdwijnen. Als die termijn in de follow-up niet gehaald wordt, hoeft daaraan niet veel waarde te worden gehecht.

Het is van belang om per groep de aantallen bij randomisatie en bij follow-up met elkaar te vergelijken. Eerder hebben we gesproken over de redenen waarom patiënten tijdens een onderzoek kunnen uitvallen, maar dan toch wel meegenomen worden in de analyse van de groep (het intention-to-treat-principe). Na analyse echter worden ze niet opgenomen voor de follow-up. Er ontstaat dan een zogenoemde *loss-to-follow-up*. Per groep moeten dan de aantallen en de redenen voor uitval worden beschreven in het artikel. Vooral de redenen voor uitval zijn interessant: ze kunnen, in het geval van patiënten uit de indexgroep, te maken hebben met de aangeboden interventie. Daarnaast kan het aantal uitvallers per groep sterk verschillen, wat weer kan leiden tot een vertekening van de resultaten. Als dat het geval is, is er sprake van een *selective loss-to-follow-up*. Ook Glogowska e.a. bouwden in hun onderzoek een follow-up in: twaalf maanden na afloop van de therapie werden alle kinderen nog een keer gezien door een andere logopedist dan met wie ze in de therapieperiode respectievelijk bij de voormeting te maken hadden. Er is in dit onderzoek geen 'loss-to-follow-up'.

Blindering

Iedereen kent het verschijnsel dat de menselijke waarneming in belangrijke mate wordt gekleurd door persoonlijke voorkeuren, overtuigingen en gevoelens. In het kader van een RCT zal dat ook het geval zijn bij zowel patiënten, therapeuten, de onderzoeker zelf als bij eventuele andere medewerkers aan de onderzoeksprocedure. Nu kun je voorkeuren, overtuigingen en dergelijke niet uitschakelen. Wel kun je ervoor zorgen dat er geen doel is waarop ze zich kunnen richten. Dé techniek bij uitstek om dat te bewerkstelligen is *blinderen*. Daarmee voorkom je dat voorkeuren en dergelijke actief worden. Stel, ik ben een groot voorstander van de therapie van Garliner. Die therapie wordt in een RCT gebruikt als interventie. Wanneer ik weet welke patiëntengroep volgens Garliner wordt behandeld, zal ik, ook al wil ik dat niet, toch hopen dat de Garlinerpatiënten betere resultaten laten zien dan de patiënten uit de andere groep. En die hoop kan ertoe leiden dat ik die betere resultaten daadwerkelijk zie, ook al zijn ze er niet. Om dit soort mechanismen uit te schakelen, wordt in het onderzoek gebruikgemaakt van *blindering*.

Blindering kan op verschillende niveaus plaatsvinden. We zullen hier achtereenvolgens blindering van de patiënt, de therapeut en de effectbeoordelaar bespreken.

4.2.8 Is er sprake van blindering?

Zijn de patiënten geblindeerd?

De patiënten blinderen in het kader van een effectstudie op het terrein van de logopedie is een ideale situatie. De inhoud van de index- en de referentiebehandeling is dan zo geloofwaardig, dat de patiënt daaruit niet kan afleiden in welke groep hij zit. Als hij geen therapie krijgt, is het niet zo moeilijk om te concluderen dat hij hoogstwaarschijnlijk in de controlegroep zit. In een dergelijke situatie is er geen sprake meer van blindering. Wanneer het in een RCT op logopedisch gebied lukt om de patiënt te blinderen, is dat een zeer zuivere aanpak. Bij veel logopedische onderzoeksonderwerpen is blindering van de patiënten niet mogelijk. Bij Glogowska e.a. waren de patiënten niet geblindeerd. De ouders wisten in welke groep hun kind zat.

Is de therapeut geblindeerd?

De therapeut/logopedist blinderen wordt veel moeilijker. Hij zou niet mogen weten of de behandeling die hij geeft de index- of de referentiebehandeling is. Dat kan weer iets eenvoudiger gemaakt worden door beide behandelingen door verschillende logopedisten te laten geven. Maar daarmee haal je weer andere, mogelijk vertekenende factoren het onderzoek binnen: de ene logopedist is aardiger dan de andere, volgt nauwkeuriger het onderzoeksprotocol, is gemotiveerder, komt overtuigender over enzovoort. Toch is die verdeling van de beide behandelingen over twee verschillende logopedisten de meest gevolgde procedure, vanwege de kans op succes van de blindering. Bovendien kent de onderzoeker de kans op verdere ongewenste vertekening ten gevolge van deze werkwijze en kan daarop anticiperen. Het blinderen van de therapeut voorkomt dat hij op grond van sterke voorkeuren voor een bepaald type behandeling de ene groep veel gemotiveerder en overtuigender zal behandelen dan de andere.

Het blinderen van de therapeut is in de logopedie vrijwel niet mogelijk. Ook bij Glogowska e.a. is blindering van de therapeut niet gelukt.

Is de effectbeoordelaar geblindeerd?

Over het algemeen zal het niet moeilijk zijn om iemand te vinden die op geen enkele wijze bij de uitvoering van het onderzoek is betrokken en die in staat is om wel de eindmetingen bij alle patiënten te doen of de eindmetingen te beoordelen. Bij voorkeur zal deze logopedist/effectbeoordelaar de patiënten in een willekeurige volgorde evalueren (bijvoorbeeld op een audio- of video-opname), zodat er bij zijn eindmetingen ook geen patroon zichtbaar wordt dat kan duiden op de index- of referentiebehandeling. Het grootste risico op het doorbreken van de blindering van de effectbeoordelaar vormen de patiënten zelf: zij mogen tijdens de eindmeting geen mededelingen doen over de aard van de ontvangen behandeling of andere informatie verstrekken die de effectbeoordelaar op het spoor kan zetten van de aard van de ontvangen behandeling. Hoewel het in de klinische praktijk vrijwel altijd voorkomt dat de therapeut ook de effectbeoordelaar is, verdient het in de praktijk van een RCT dringend aanbeveling om beide functies door verschillende personen te laten uitoefenen; dat is bijna een must voor de interne validiteit.

Bij Glogowska e.a. werden de therapeuten bij de follow-up-metingen gewisseld, om te voorkomen dat herkenning optrad wanneer dezelfde therapeut ook de follow-up zou doen. De analyse van de resultaten werd overgelaten aan een volledig onafhankelijk logopedist en werd in die zin dus zuiver blind uitgevoerd.

In de methodologie circuleren de begrippen *enkelblind* en *dubbelblind*. Enkelblind wordt een onderzoek genoemd waarin alleen de patiënt is geblindeerd. Dubbelblind heet een onderzoek waarin én de patiënt én de effectbeoordelaar zijn geblindeerd. Wanneer naast die beiden ook de therapeut en eventueel de data-analist zijn geblindeerd, blijft het onderzoek dubbelblind.

Over het algemeen wordt na afloop van het onderzoek het succes van de blindering geëvalueerd. Dan wordt dus onderzocht of de patiënten, de therapeuten, de effectbeoordelaars en/of de data-analist wisten met wie ze van doen hadden. Dat gebeurt doorgaans door de desbetreffende persoon te laten aangeven in welke groep hij zat of met welke groep hij van doen had. De onderzoeker vergelijkt dit met de werkelijke situatie en kan bepalen hoe succesvol de blindering is geweest. Over het algemeen wordt een dergelijke evaluatie ook in het artikel gerapporteerd. Overigens is het succes van de blindering sterk afhankelijk van de aard van de behandeling die wordt gegeven. Sommige typen behandelingen lenen zich nu eenmaal makkelijker om te blinderen dan andere.

4.2.9 Zijn de beide groepen verder gelijk behandeld?

Het verdient aanbeveling om tijdens de uitvoering van de behandeling goed te blijven controleren of er geen verschillen tussen de index- en de referentiegroep in het onderzoek sluipen. Immers, het enige verschil mag de indexbehandeling zijn, maar is dat ook zo? Daarop moet worden gecontroleerd door de onderzoeker. Hij zal veranderingen moeten registreren in de omstandigheden van de patiënten die mogelijk van invloed kunnen zijn op het onderzoeksresultaat (te denken valt aan 'life events' of grote veranderingen in de woon- of werksituatie). Ook zal de therapietrouw moeten worden gemeten en zal de onderzoeker moeten nagaan of de patiënten naast de behandeling die ze in het kader van het onderzoek krijgen nog andere therapievormen hebben gezocht of aanvullende medicatie slikken. Deze factoren kunnen de onderzoeksresultaten ernstig beïnvloeden en de onderzoeker zit met een groot probleem wanneer deze factoren leiden tot aanzienlijke verschillen tussen beide groepen. Helaas kunnen deze factoren alleen maar worden gemeten door het afnemen van interviews of het laten invullen van vragenlijsten. Het risico op sociaal wenselijke antwoorden is daarbij groot. Dat valt de onderzoeker echter niet aan te rekenen.

Bij Glogowska e.a. wordt niet gerapporteerd of er ongelijkheid is opgetreden tussen de groepen in termen van coïnterventies, therapietrouw, life events enzovoort.

4.3 Toepasbaarheid van de resultaten

4.3.1 Is de in het onderzoek beschreven behandelsituatie uitvoerbaar in de eigen praktijk?

Op dit punt in de beoordeling van de studie moet worden stilgestaan bij de vraag of de beschreven interventie wel uitvoerbaar is in de eigen praktijk. Dat betekent dat kritisch moet worden gekeken naar diverse elementen waaruit die interventie is opgebouwd:
- De methode die wordt gevolgd: is die in Nederland bekend, verkrijgbaar en ingeburgerd?
- De materialen die bij de interventie worden gebruikt: zijn die verkrijgbaar en praktisch?
- De opbouw: komt de beschreven opbouw overeen met de eigen voorgenomen opbouw?
- De frequentie: is de frequentie van behandelen toepasbaar in de eigen praktijk?
- De behandelduur: past de totale behandelduur in het systeem van de Nederlandse gezondheidszorg?

De beantwoording van deze vragen is natuurlijk sterk afhankelijk van de klinische ervaring en van het klinisch oordeel van de logopedist die evidentie zoekt voor zijn handelen.

4.3.2 Zijn dezelfde resultaten bij de eigen patiënt te verwachten?

Voorafgaand aan het zoeken naar evidentie heeft de logopedist aan de hand van het PICO-systeem de belangrijkste patiëntkenmerken vastgelegd. Die kennis is nodig om vervolgens te kunnen inschatten of bij de eigen patiënt eenzelfde effect mag worden verwacht als in de studie is beschreven.
Hoewel het onderzoek van Glogowska e.a. heeft plaatsgevonden in de context van de Britse gezondheidszorgstructuur, is de onderzochte interventie ook aan te treffen in de Nederlandse situatie. De onderzoekers hebben namelijk gekeken naar een reguliere logopedische interventie. Die zou ook in Nederland aan kinderen in de voorschoolse periode gegeven kunnen worden. Verder zijn er in het onderzoek geen factoren te vinden op grond waarvan verondersteld mag worden dat niet dezelfde resultaten te verwachten zouden zijn.

Tussenoordeel: zijn de resultaten van het onderzoek valide en toepasbaar?

Indien naar het oordeel van de logopedist de validiteit van de studie onvoldoende is respectievelijk de toepasbaarheid ervan onhaalbaar, kan hier de beoordeling worden stopgezet, omdat het dan weinig zin meer heeft om de grootte van het effect te berekenen. Overigens bestaan er voor het oordeel 'onvoldoende' geen harde normen: het klinisch oordeel van de logopedist is in dit opzicht allesbepalend.

4.4 Belang van de resultaten

4.4.1 Grootte van het effect

Voor het berekenen van de effecten van een interventie worden de resultaten in een 2x2-tabel gezet, met dezelfde celverdeling a, b, c en d als bij de resultaten van een diagnostische studie (zie figuur 4.2). Dat kan dus alleen bij dichotome uitkomsten; dat wil zeggen dat het resultaat moet worden uitgedrukt in aantallen patiënten die wel en die geen baat hadden bij de interventie. In de onderste rij (c en d) staan de aantallen patiënten met de dezelfde uitkomst als gevolg van de controlebehandeling. Net als bij 2x2-tabellen in diagnostische studies is het resultaat het gunstigst als de getallen in de cellen a en d het grootst zijn.

In interventiestudies zijn altijd statistische berekeningen te vinden die laten zien of de resultaten verschillen tussen de indexgroep, die de onderzochte interventie krijgt, en de referentiegroep, die de controlebehandeling krijgt (andere behandeling of geen behandeling). In de epidemiologische benadering van 'evidence-based practice' gaat het om de klinische relevantie van de resultaten. Statistische significantie laat zien dát er een behandeleffect is. Klinisch relevant is (1) hoeveel patiënten er baat bij hebben en (2) hoe groot dat effect is.

Een interventiestudie kan gericht zijn op de afname van een ongewenste uitkomst (bijvoorbeeld verergering van de aandoening of overlijden) of de toename van een gewenste uitkomst (bijvoorbeeld herstel van de aandoening, afname van de klacht). De sleutelwoorden bij afname van een ongewenste uitkomst zijn 'risico' en 'risicoreductie'. De internationale effectmaten heten 'absolute risk reduction' (ARR), 'number needed to treat' (NNT), 'number needed to harm' (NNH), 'relative risk' (RR) en 'relative risk reduction' (RRR). In logopedische interventiestudies gaat het gewoonlijk om de toename van gewenste uitkomsten, zoals een heldere stem, taalvaardigheden op leeftijdsniveau, vloeiend spreken enzovoort. Dan wordt gesproken van 'benefit increase' in effectmaten, dus absolute benefit increase (ABI), relative benefit (RB), relative benefit increase (RBI) en number needed to treat (NNT).

Om te beginnen berekenen we de kans op verbetering in de indexgroep en in de controlegroep. Als voorbeeld nemen we de studie van Hilgers e.a. (2000) naar het effect van de techniek 'polite yawning' op het kunnen ruiken van gelaryngectomeerden (figuur 4.2). In deze studie zijn 44 gelaryngectomeerde patiënten onderzocht op hun vaardigheid om te kunnen ruiken – door de larynxextirpatie en de aansluiting van de trachea op een tracheostoma zijn de mond- en neusholte immers uitgesloten van de normale in- en uitademingsstroom. Dit is geen gerandomiseerde effectstudie, maar een studie met voor- en nameting. De patiënten zijn gemiddeld zes jaar geleden geopereerd (range acht maanden tot achttien jaar) en logopedisch behandeld. Door middel van drie tests is vastgesteld of ze kunnen ruiken of niet. Van de 44 patiënten is vastgesteld dat 11 kunnen ruiken en 33 niet. De aanname is dat bij uitblijven van verdere training dat ook zo blijft. Dat is in dit geval dus de referentiegroep. Alle 44 patiënten worden getraind om via 'polite yawning' (gapen met je mond dicht) lucht door de neus aan te zuigen dat dan langs het reukepitheel stroomt, zodat ruiken mogelijk is. Na behandeling kunnen 25 van de 44 gelaryngectomeerde patiënten ruiken. Door de behandeling neemt het percentage ruikende patiënten toe van 25% (11 / 44) tot 57% (25 / 44).

De kans op de uitkomst (kunnen ruiken) in de indexgroep:

1. $K_i = a/(a+b) = 25/44 * 100\% = 57\%$

De kans op de uitkomst in de referentiegroep:

2. $K_r = c/(c + d) = 11/44 * 100\% = 25\%$

	uitkomst: ja = wel ruiken	uitkomst: nee = niet ruiken	totaal
indexgroep (interventiegroep)	25	19	44
	a	b	a + b
	c	d	c + d
referentiegroep (controlegroep)	11	33	44

Figuur 4.2 *Resultaten van de studie naar het effect van de techniek 'polite yawning' op het kunnen ruiken door gelaryngectomeerden van Hilgers e.a. (2000).*

De grootte van het effect

De omvang van het effect, dus hoeveel profijt de individuele patiënt heeft van de behandeling, is in drie maten uit te drukken: de 'absolute benefit increase' (ABI), de 'relative benefit' (RB) en de 'relative benefit increase' (RBI). De 'absolute benefit increase' (ABI) is de kans op verbetering in de indexgroep waarvan de kans op verbetering in de referentiegroep (natuurlijke groei of groei onder invloed van een andere dan de experimentele behandeling) moet worden afgetrokken. In formule:

3. $ABI = K_i - K_r$
   of
   $[a/(a + b) - c(c + d)]$

De 'relative benefit' (RB) is de 'kans op verbetering door de indexbehandeling' gedeeld\door 'de kans op verbetering door de controlebehandeling'. In formule:

4. $RB = K_i / K_r$
   of
   $[a/(a + b)] / [c/(c + d)]$

De ABI in het onderzoek van Hilgers e.a. is 57% − 25% = 32%. De 'relative benefit (RB) is 57 / 25 = 2,27; dat wil zeggen dat de behandeling in vergelijking met nietsdoen de kans op kunnen ruiken doet toenemen met een factor 2,27. Met andere woorden: de 'polite yawning'-techniek leren geeft ruim tweemaal meer kans op kunnen ruiken.

De 'relative benefit increase' (RBI) laat zien hoe groot de toename van de kans op verbetering is en wordt uitgedrukt in een percentage. In formule:

5. RBI = RB − 1 * 100%
    of
    RBI = ABI / Kr * 100%
    of
    (Ki − Kr) / Kr * 100%

In alle varianten van de formule komt de RBI uit op 127%. Dat wil zeggen dat door de behandeling de kans op kunnen ruiken met 127% toeneemt ten opzichte van niet behandelen. Elf van de 44 gelaryngectomeerde patiënten konden al ruiken. Die 25% neemt met 127% toe tot 57%. Deze berekeningen over de verhoudingen tussen twee uitkomsten, aan de hand van een alledaags voorbeeld, zijn in een bijlage op de website bij dit boek terug te vinden.

Hoeveel patiënten hebben er baat bij?

De 'kans' op kunnen ruiken vóór de behandeling was dus 25% en die verbeterde naar 57% ná de behandeling, dus een 'absolute benefit increase' van 32%. Dat betekent dat wanneer honderd patiënten worden behandeld, er 32 verbeteren, in dit voorbeeld beter gaan ruiken. Een in evidence-based medicine veelgebruikte effectmaat is het 'number needed to treat' of NNT. Dat getal drukt uit hoeveel patiënten de behandeling moeten krijgen om één patiënt te verbeteren. De verhouding 100 : 32 is hetzelfde als (100 / 32) : (32 / 32) = 3,1 : 1. In formule:

6. NNT = 1 / ABI
    of
    1 / (Ki − Kr)
    of
    1 / [((a / (a + b)) − (c / (c + d))]

De NNT, die altijd wordt afgerond omdat het om aantallen patiënten gaat, in dit voorbeeld is 3. Dat betekent dat één op de drie gelaryngectomeerden die de techniek gaan leren, inderdaad beter zal kunnen ruiken.
Samengevat zijn er dus drie manieren om de klinische relevantie uit te drukken. In dit voorbeeld:

- één op de drie (95% BI 2,4 – 3,6) gelaryngectomeerden kan na behandeling beter ruiken;
- na behandeling is de kans op kunnen ruiken ruim tweemaal zo groot;
- de kans op kunnen ruiken neemt door de behandeling met 127% toe.

Nu blijven er nog twee vragen over: (1) wat is veel of weinig en (2) welke effectmaten hebben de meeste betekenis?

Wat is veel of weinig?

Ter vergelijking: de NNT van de secundaire preventie van een beroerte gedurende twee jaar varieert van 15 tot 38. Volgens de reviewer van die studies is dat bemoedigend. De NNT van 'polite yawning' is 3. Dat lijkt redelijk. Hoewel tegenwoordig meer dan vroeger, zijn ook niet alle gelaryngectomeerden in staat om postoperatief een adequate slokdarmstem te ontwikkelen. Als de NNT groter dan 10 was geweest, zou je je moeten afvragen of behandeling wel de moeite waard is. Het hangt mede af van de aard van de interventie. Het is dus aan de behandelaar en aan de patiënt om te bepalen of de inspanning en kosten van de behandeling opwegen tegen de kans van slagen.

Welke effectmaten: absolute of relatieve?

De ABI en NNT laten het absolute verschil zien tussen behandelen en niet behandelen, en de gezondheidswinst wordt duidelijk uitgedrukt in aantallen patiënten die er baat bij hebben. Deze waarden zijn echter afhankelijk van het 'achtergrondrisico' (Offringa e.a., 2008), dat wil zeggen: de kans op de gebeurtenis in de referentiegroep (meestal de niet-behandelgroep).[1] Want hoe hoger de kans op verbetering zonder interventie, hoe kleiner de mogelijke verbetering door de interventie. Wanneer bijvoorbeeld driekwart van de patiënten met lichte stemstoornissen spontaan zou herstellen, is de absolute kansverbetering maximaal 25% (100 – 75). Ook al verbeteren al deze stempatiënten wanneer ze logopedisch worden behandeld, de kleinst mogelijke NNT is 4 (1 / 0,25), de kans op verbe-

---

[1] Dit is vergelijkbaar met de betekenis van de prevalentie of voorafkans voor de voorspellende waarden van een diagnostisch instrument; zie hoofdstuk 3.

tering door behandeling is maximaal 1,3 maal (100 / 75) groter dan de kans op spontaan herstel en de toename van de kans op verbetering in vergelijking met afwachten van spontaan herstel is maximaal 33% (25 / 75). Een ander voorbeeld: is de kans op een aspiratiepneumonie bij patiënten met slikstoornissen zonder ingrijpen 10%, dan is de maximale winst het uitblijven van een pneumonie. De maximale ABI is dan 10% of 0,1, dus de kleinst mogelijke NNT is 1 / 0,1 = 10.

De RB en RBI geven de verhoudingen aan tussen verbeterkansen bij behandelen en niet behandelen en lijken soms gunstiger dan de ABI of NNT. In het voorbeeld van 'polite yawning': 'de kans op ruiken neemt toe met 127%' klinkt gunstiger dan 'een op de drie patiënten heeft er baat bij'. Een onderzoeker of beoordelaar kan een resultaat flatteren door de gunstigst klinkende effectmaat te benadrukken.

Om te illustreren dat het verstandig is om alle maten te vergelijken, volgen nu drie voorbeelden van fictieve resultaten van studies naar het effect van bijvoorbeeld stemtherapie in vergelijking met afwachten.

Vergelijking van drie fictieve studies naar het effect van stemtherapie: voorbeeld 1

effectmaten	studie 1	studie 2	studie 3
Ki	50%	75%	100%
Kr	25%	50%	75%
NNT	4	4	4
RB	2	1,5	1,3
RBI	100%	50%	33%

De absolute resultaatverschillen zijn steeds hetzelfde, uitgedrukt in een NNT van 4. Afgaand op die waarde is er dus geen verschil in effect tussen deze studies, maar dat is niet waar. De patiënten in studie 1 hebben waarschijnlijk veel ernstiger stemstoornissen dan die in studie 2 en 3, want studie 1 laat het laagste spontaan herstel (Kr) zien. De relative benefit increase is het grootst in studie 1 (100%) en de NNT van 4 betekent hier dat van vier behandelde patiënten er één verbetert, één ook zonder behandeling was hersteld en twee niet herstellen. Studie 3 heeft de laagste relative benefit increase

(33%), maar de NNT van 4 betekent hier dat een op de vier patiënten door de behandeling verbetert, maar dat drie van de vier ook zonder logopedie waren verbeterd. Maar behandeling betekent wel dat alle patiënten verbeterd zijn (Ki is 100%)!

Vergelijking van drie fictieve studies naar het effect van stemtherapie: voorbeeld 2

effectmaten	studie 1	studie 2	studie 3
Ki	100%	100%	100%
Kr	25%	50%	75%
NNT	1	2	4
RB	4	2	1,3
RBI	300%	100%	33%

Nu hebben alle studies 100% behandeleffect en is goed te zien dat de mate van spontaan herstel, vermoedelijk gerelateerd aan de ernst van de stoornis, bepalend is voor de theoretische kans op verbetering. Dat wil zeggen dat in studie 2 en studie 3 de helft respectievelijk driekwart van de behandelde patiënten ook was verbeterd zonder logopedie.

Vergelijking van drie fictieve studies naar het effect van stemtherapie: voorbeeld 3

effectmaten	studie 1	studie 2	studie 3
Ki	50%	75%	100%
Kr	25%	25%	25%
NNT	4	2	1
RB	2	3	4
RBI	100%	200%	300%

In het derde voorbeeld is het spontaan herstel overal even groot; je zou kunnen zeggen dat in alle studies de patiënten even ernstige stemstoornissen hebben. Nu is duidelijk dat de interventie in studie 3 veruit de beste stemtherapie is. Alle effectmaten zijn namelijk veel gunstiger dan die in studie 1 en 2.

4.5 Oefeningen[2]

Oefening 1

Kagan e.a. (2001) hebben het effect onderzocht van het trainen van vrijwilligers in communicatievaardigheden met ernstige afasiepatiënten, een jaar post onset. De interventie was de 'Supported Conversation for Adults with Aphasia' (SCA). De controlebehandeling was informatie over mensen met afasie. Een van de uitkomstmaten was de functionele expressie van de afasiepatiënten in gesprek met de getrainde vrijwilligers (indexgroep) en ongetrainde vrijwilligers (referentiegroep). Het resultaat van die uitkomstmaat was:

SCA	betere functionele expressie	zelfde of slechtere functionele expressie	totaal
indexgroep	17	3	20
referentiegroep	5	15	20

Bereken de NNT, de absolute benefit increase (ABI), de relative benefit (RB) en de relative benefit increase (RBI) en beschrijf de klinische relevantie van elk van de drie effectmaten.

Oefening 2

Jones e.a. (2005) onderzoeken het effect van het Lidcombe-therapieprogramma op de vloeiendheid bij jonge kinderen in de leeftijd van drie tot zes jaar. De controlebehandeling bestond uit 'gecontroleerd afwachten'. Negen maanden na de randomisatie worden de kinderen nagemeten. Jones e.a. leggen het afkappunt voor verbete-

	< 1% gestotterde lettergrepen	> 1% gestotterde lettergrepen	totaal
Lidcombe	14	13	27
controle	3	17	20
totaal	17	30	47

[2] De uitwerkingen van de oefeningen staan achter in dit boek.

ring bij 1% gestotterde lettergrepen in de spontane spraak: < 1% = verbetering; > 1% = verslechtering of gelijk.

Bereken de NNT, de absolute benefit increase (ABI), de relative benefit (RB) en de relative benefit increase (RBI) en beschrijf de klinische relevantie van elk van de drie effectmaten.

5 Beoordeling van kwalitatief onderzoek

5.1 Inleiding

Wat voor impact heeft ernstig stotteren tijdens het werk op het gevoel van eigenwaarde van de betrokken werknemers? Hoe beleven CVA-patiënten met een Broca-afasie hun dagelijks functioneren? Wat zijn de motieven bij slechthorende oudere mensen om al dan niet over te gaan tot de aanschaf van ondersteunende hulpmiddelen? Natuurlijk zijn deze vragen te beantwoorden door een gestandaardiseerde vragenlijst uit te zetten. Maar de vraag is of de kwaliteit van de verkregen informatie even hoog is als wanneer je de betrokkenen gaat interviewen. Een onderzoeker die ertoe besluit om met interviews een antwoord te zoeken op bovengestelde vragen, begeeft zich op het terrein van kwalitatief onderzoek. Een kwalitatief onderzoeker heeft een andere visie op de begrippen 'werkelijkheid' en 'waarheidsvinding', hanteert andere uitgangspunten en zet zijn onderzoek anders op dan een kwantitatief onderzoeker. Hij volgt een ander onderzoeksparadigma. Hiermee willen we geen kunstmatige tegenstelling creëren tussen kwalitatief en kwantitatief onderzoek. Integendeel. We zien beide paradigma's als complementair. Zo kan kwalitatief onderzoek heel goed een patroon, model of theorie genereren die vervolgens in kwantitatief onderzoek wordt getoetst. Juist omdat beide paradigma's de werkelijkheid zo fundamenteel anders benaderen, kan het heel interessant zijn om ze te combineren.

In dit hoofdstuk gaan we eerst in op de essentie van het kwalitatief onderzoeksparadigma. Daarna zullen we de criteria bespreken waarmee een kwalitatief onderzoek kan worden beoordeeld.

5.2 De essentie van het kwalitatief onderzoeksparadigma

5.2.1 De sociale realiteit

Kwalitatief onderzoek vindt zijn oorsprong in de sociale wetenschappen. De sociale realiteit kan worden opgevat als het resultaat van betekenissen en contexten die gezamenlijk worden opgebouwd in sociale interactie (Flick e.a., 2004). Deze betekenissen en contexten zijn geen vaststaande, maar subjectief beleefde eenheden en veranderen voortdurend onder invloed van nieuwe situaties en gebeurtenissen die zich voordoen, of nieuwe visies die mensen introduceren. In die zin is de sociale realiteit een resultaat van een zich voortdurend ontwikkelend proces van sociale constructie dat onbeperkt herhaalbaar (recursief) en bespiegelend (reflexief) is. Het is de wens van een kwalitatief onderzoeker om inzicht te krijgen in dat constructieproces. De kwalitatief onderzoeker richt zich op het geheel van dat constructieproces en niet op delen ervan: hij denkt holistisch en is eropuit om de sociale werkelijkheid van de deelnemers aan zijn onderzoek te begrijpen en te doorgronden. In dat proces kan een patroon of een model zichtbaar worden. Dat is dan het resultaat van het onderzoek en niet het uitgangspunt. Met andere woorden: de wijze van redeneren is inductief. De onderzoeker treedt de werkelijkheid van de deelnemers aan zijn onderzoek met open vizier tegemoet en zal zich dus steeds moeten beraden op zijn eigen positie in dat onderzoek. Een kwalitatief onderzoeker moet reflexief zijn en zal zich voortdurend moeten afvragen in hoeverre zijn aanwezigheid en zijn inbreng het verloop van het onderzoek sturen, met als inzet dat die sturing tot een minimum beperkt moet blijven.

5.2.2 Consequenties voor de kwalitatieve methodologie

Deze benadering van de sociale werkelijkheid heeft consequenties voor de kwalitatieve methodologie. Juist omdat een kwalitatief onderzoeker geïnteresseerd is in de sociale constructie, zal het onderzoek vrijwel altijd plaatsvinden in alledaagse situaties en zich richten op alledaagse kennis en betekenissen waarvan mensen gebruikmaken. Gegevens worden verzameld in hun natuurlijke context en ook de analyse van die gegevens is contextueel. Contextualiteit is een leidend principe in de kwalitatieve methodologie (Flick e.a., 2004).

In het onderzoeksproces wordt veel aandacht besteed aan de diversiteit van perspectieven van de onderzoeksparticipanten. Kwalitatief onderzoekers zijn vaak 'advocaat van de duivel': op zoek naar opvattingen, meningen, benaderingen die de tot dan toe gehoorde kunnen aanvullen of tegenspreken. Diversiteit is hier een sleutelwoord. Dat heeft tot gevolg dat de kwalitatieve methodologie een open karakter moet hebben: betekenissen zijn niet a priori gegeven, maar bouwen zich op in de loop van het onderzoek. Zodoende werkt een kwalitatief onderzoeker niet met een vast onderzoeksprotocol, maar bouwt mogelijkheden in om tijdens de uitvoering van het onderzoek zijpaden in te slaan, deelvragen toe te voegen, of op basis van tussentijdse resultaten het onderzoek anders voort te zetten dan was voorzien. Kortom, een kwalitatief onderzoeker moet flexibel zijn in de uitvoering van het onderzoek.

Taal vormt in kwalitatief onderzoek de belangrijkste databron: betekenissen krijgen meestal een talige vorm, ofwel in een interview of ze worden gevonden in geschreven documenten, zoals dagboeken, beleidsnotities of vergadernotulen. Ook al baseert een kwalitatief onderzoeker zich op observaties, dan nog zal taal een belangrijk object van observatie zijn omdat het een zeer pregnante vorm van sociaal gedrag is.

De constructie van een sociale realiteit door de ogen van de onderzoeksparticipanten is het doel van ieder kwalitatief onderzoek. Dat resultaat heeft betrekking op de groep die is onderzocht en kan niet gegeneraliseerd worden. Het hoogst haalbare voor een kwalitatief onderzoeker is dat zijn resultaten herkend worden als mogelijk van toepassing op andere contexten dan de onderzochte. Als dat zo is, verhoogt dat de geloofwaardigheid van het onderzoek.

In tabel 5.1 zijn de verschillen tussen het kwalitatief en het kwantitatief onderzoeksparadigma op een rijtje gezet.

Tabel 5.1	Overzicht van de verschillen tussen het kwalitatief en het kwantitatief onderzoeksparadigma.	
parameter	kwalitatief	kwantitatief
filosofie	existentialistisch – realistisch	rationalistisch – positivistisch
benadering	holistisch	reductionistisch
disciplines	sociologie, antropologie, sociale psychologie	natuurwetenschappen, geneeskunde, psychologie

parameter	kwalitatief	kwantitatief
redenatie	inductief	deductief
dataverzameling	alledaagse setting	gecontroleerde setting
perspectief	subjectief	objectief
onderzoeksvraag	explorerend – beschrijvend	hypothese toetsend
onderzoekproces	onderzoeker is insider – definities ontwikkelen zich – flexibele hantering	onderzoeker is outsider – operationalisaties – gecontroleerde condities – duidelijk proces
soort data	woorden, subjectieve observaties, interviews, inhoudsanalyses	getallen, metingen, objectief, statistisch
criteria	geloofwaardigheid	validiteit en betrouwbaarheid

5.2.3 Methoden van kwalitatief onderzoek

De indruk kan zijn ontstaan dat de kwalitatief onderzoeker zich bedient van één methode. Niets is minder waard. Kwalitatief onderzoek is eerder te beschouwen als een parapluterm voor een veelheid aan methoden. Daarvan willen we hier geen uitputtende opsomming geven. We bespreken slechts die methoden die voorkomen in kwalitatief onderzoek dat betrekking heeft op logopedie.

Casestudy

In een casestudy ligt de focus op een specifiek 'object' als casus: dat object kan een persoon zijn, een topic, een locatie of een gebeurtenis. Dat object moet duidelijk zijn gespecificeerd, en de data die worden verzameld, hebben ook allemaal betrekking op dat object. Die dataverzameling beslaat een betrekkelijk korte tijd en leidt tot een resultaat dat verder strekt dan alleen het object (Damico en Simmons-Mackie, 2003).
Het is voorstelbaar dat de eerste vraag uit de inleiding van dit hoofdstuk met behulp van een casestudy wordt beantwoord. In dat geval benadert de onderzoeker een stotterende werknemer in een specifiek bedrijf. Die werknemer wordt geïnterviewd, mogelijk meerdere keren, om erachter te komen welke impact op het gevoel van eigenwaarde dat stotteren tijdens het werk heeft. Daarnaast worden ook gegevens verzameld uit dossiers van personeelszaken, waarin eventuele verslagen van functioneringsgesprekken en ziekmeldingen zitten, en wordt er geobserveerd in de kantine tijdens

lunch- of koffiepauzes om te zien hoe de interactie met de omgeving verloopt. De gegevens worden uit diverse bronnen verzameld, in een relatief beperkte tijd en de uitkomst levert inzicht op in de impact van het stotteren op het gevoel van eigenwaarde, dat verder strekt dan die stotterende werknemer alleen.

Grounded Theory

Bij Grounded Theory gaat de onderzoeker met een open vraag het veld in. Hij verzamelt data uit verschillende bronnen en analyseert ze. In de analyse gaat hij heel specifiek en inductief te werk: hij codeert de data zodat hij vergelijkingen kan maken tussen de verschillende datasets (het principe van 'constante vergelijking'). Door interpretatie van de gecodeerde gegevens gaat de onderzoeker naar een hoger abstractieniveau, waar patronen van (inter)actie worden blootgelegd. Het eindresultaat van dit proces is een overtuigende theorie die een voorspellende functie heeft (Strauss en Corbin, 1990).
Southall e.a. (2006) interviewen in hun studie tien ouderen met gehoorverlies over de vraag waarom zij al dan niet overgaan tot de aanschaf van ondersteunende technologie voor het gebruik van de telefoon, televisie en in een een-op-een-gesprekssituatie. Via analyse van de data komen zij tot een 'model' van vijf categorieën van motieven, variërend van kostenaspect via verwachte voordelen tot emotionele motieven. De klinische relevantie hiervan is duidelijk: het 'model' kan gebruikt worden in een advies naar slechthorende ouderen over de aanschaf van dergelijke technologie.

Actie- of handelingsonderzoek

Een voor de logopedie betrekkelijk nieuwe methode in het kwalitatieve onderzoeksdomein is het actie- of handelingsonderzoek. Hierbij staat de kwalitatieve onderzoeker aan de zijlijn en spelen de participanten zelf een belangrijke rol in het verloop van het onderzoeksproces. Zij definiëren de huidige situatie waarmee ze onvrede hebben en ze inventariseren zelf de mogelijkheden om daarin verbetering aan te brengen. Participatie en emancipatie zijn dan ook belangrijke doelstellingen van deze methode (Baarda en De Goede, 2005). Het actieonderzoek heeft ook een cyclisch karakter: kritische reflectie, verbeterplannen opstellen, uitvoeren en evalueren,

waarna eventueel weer een ronde van kritische reflectie volgt enzovoort (Delnooz, 2010).
In een kwaliteitskring komen logopedisten tot de conclusie dat het gebruik van methoden van spontane-taalanalyse veel toevoegt aan het diagnosticeren van een taalontwikkelingsstoornis op basis van alleen gestandaardiseerde testen. Het hanteren van een spontane-taalanalyse is echter arbeidsintensief en vraagt veel tijd. Die afname en analyse van spontane taal kan niet worden gedeclareerd en is dus vrijetijdswerk. Dat is de reden waarom veel logopedisten die niet opnemen in hun diagnoseproces. Toch is dat een onbevredigende situatie. Kan daar iets op gevonden worden? Die vraag zou een goed uitgangspunt zijn voor een actieonderzoek.

5.3 Beoordeling van kwalitatief onderzoek

In tegenstelling tot de beoordeling van diagnostische studies, interventieonderzoek of van systematische reviews bestaat er voor kwalitatief onderzoek internationaal geen consensus over een criterialijst. Er zijn veel varianten in omloop die onderling aanzienlijk verschillen in de mate van gedetailleerdheid (Letts e.a., 2007; Mays en Pope, 2000). Wij kiezen hier voor een criterialijst die in 2005 is opgenomen in het handboek van het CBO voor werkgroepleden die zich bezighouden met het ontwikkelen van evidence-based richtlijnen (EBRO-handleiding, CBO, 2005). De argumentatie voor deze keuze is praktisch van aard. De lijst is vrij toegankelijk en te downloaden via www.cbo.nl/richtlijnen. De lijst is relatief kort, maar bevat wel alle items die een rol spelen bij de kwaliteitsbepaling van kwalitatief onderzoek. Op de derde plaats is de lijst Nederlandstalig en ten slotte vereist ze geen specialistische voorkennis om ermee te kunnen werken. We nemen de lijst integraal over. De enige aanpassing betreft de volgorde van de items. Op de website bij dit boek is zij terug te vinden.
Als illustratie bij de beoordeling bespreken we het al eerder genoemde kwalitatief onderzoek van Southall e.a. (2006): *Factors that influence the use of assistance technologies by older adults who have a hearing loss*. De link naar de volledige tekst van dit artikel is ook te vinden op de website bij dit boek.

5.3.1 Zijn de relevantie en het doel van het onderzoek duidelijk omschreven?

Het onderzoeksdoel moet duidelijk zijn omschreven en het belang ervan dient te worden toegelicht. Levert het onderzoek een bijdrage aan bestaande kennis? In dit verband kan het interessant zijn om erop te letten hoe de onderzoekers tegenover het onderwerp staan. Zijn zij verbonden aan een instituut dat zich binnen het domein heeft gespecialiseerd? Doen er zich (mogelijke) *conflicts of interest* voor die de kwaliteitsbeoordeling van het onderzoek in een ander daglicht kunnen stellen?

Southall e.a. zijn expliciet in de doelstelling van de studie. Zowel in de 'Abstract' als aan het einde van de 'Introduction' (de gebruikelijke plaatsen in een artikel om de doelstelling te vinden) omschrijven zij de doelstelling als volgt: een beter begrip verkrijgen van de factoren die het gebruik van 'assistance technology' door ouderen met een gehoorstoornis beïnvloeden. Alle drie auteurs zijn werkzaam op de afdeling Orthofonie en Audiologie van de Universiteit van Montreal en in de 'Acknowledgements' noemen zij de subsidieverstrekkers, zodat de lezer zelf kan nagaan of hier sprake is van belangenverstrengeling. Daar ziet het niet naar uit.

De auteurs maken in de inleiding een onderscheid tussen het gebruik van een hoortoestel en van 'hearing assistance technologies' (HAT) die gericht zijn op specifieke activiteiten, zoals televisie kijken, telefoneren en een gesprek voeren met één gesprekspartner. Zij concluderen uit de oriënterende literatuurstudie dat de motieven voor het gebruik van een hoortoestel niet dezelfde hoeven te zijn als die voor het gebruik van HAT. En dan schrijven ze over de relevantie van de studie dat het aannemelijk is dat de factoren die het gebruik van HAT beïnvloeden, anders zijn dan die voor het gebruik van hoortoestellen, namelijk veel unieker voor iedere gebruiker afzonderlijk. Gelet op dat verschil en op het feit dat er over de motieven om HAT te gebruiken relatief weinig onderzoek is gedaan, zijn de onderzoekers deze studie gestart. De studie voegt dus iets toe aan de bestaande kennis.

5.3.2 Wordt het theoretisch referentiekader adequaat beschreven?

De term 'theoretisch referentiekader' in deze vraag refereert aan wat we hierboven methoden van kwalitatief onderzoek hebben genoemd. Hier kan dus volstaan worden met een verwijzing naar paragraaf 5.2.3.
In de toelichting bij de criterialijst wordt ook de vraag gesteld vanuit welk disciplinair perspectief het onderzoek is uitgevoerd: (para)medisch, sociologisch, psychologisch enzovoort.
In de benoeming van de methode van kwalitatief onderzoek zijn Southall e.a. enigszins cryptisch. Ze noemen geen methode, maar omzeilen juist een uitspraak in die richting: kwalitatieve onderzoeksmethoden zijn geschikt voor exploratieve vraagstellingen en dus ook om de factoren te onderzoeken die het gebruik van HAT beïnvloeden. Hoewel ook andere benaderingen gebruikt hadden kunnen worden, hebben de onderzoekers ervoor gekozen om de factoren te identificeren zoals die door huidige gebruikers van HAT worden ervaren. Hiermee is deze vraag afgedaan en verderop in de tekst wordt er ook niet meer op teruggekomen.
Wat betreft het disciplinair perspectief kiest deze studie voor een paramedische (audiologische) insteek. Southall e.a. benaderen de vraag echter breed: er zijn medische, maar ook sociale en emotionele en zelfs economische factoren te noemen die het gebruik van HAT faciliteren of inhiberen. Ze vertalen de resultaten vervolgens naar de audiologische praktijk: wat kan met deze kennis gedaan worden in het advies naar ouderen om HAT te gaan gebruiken?

5.3.3 Zijn de onderzoeksmethoden en -technieken geschikt voor het onderzoeksdoel?

Het onderzoeksdoel in kwalitatief onderzoek bestaat in de meeste gevallen uit inzicht verkrijgen, exploreren en beschrijven. De vraagstellingen zijn vaak ook zo geformuleerd: waarom gedragen mensen zich op een bepaalde manier, hoe komen meningen of attitudes tot stand, hoe worden mensen geraakt door gebeurtenissen in hun directe omgeving, welke impact hebben bepaalde omstandigheden op mensen, wat zijn de verschillen tussen bepaalde sociale groepen? Kortom, waarom-, hoe- en wat/welke-vragen die allemaal een descriptief of explorerend doel hebben.

De vraag waar het hier om gaat is hoe dat doel het meest efficiënt bereikt kan worden. Welke dataverzamelingstechnieken staan de kwalitatief onderzoeker tot zijn beschikking? Dat zijn er over het algemeen vier: *interview, groepsgesprek, observatie* en *documentanalyse* (Netwerk Kwalitatief Onderzoek AMC – UvA, 2002). Een combinatie van twee of meer van deze methoden in een onderzoek is een vorm van triangulatie.

Een kwalitatief onderzoeker bereidt een *interview* voor met een topiclijst of een interviewguide. De mate van gedetailleerdheid daarvan bepaalt het soort interview. Zo zal een open interview gebouwd zijn op slechts enkele vragen of topics waarop tijdens het interview doorgevraagd wordt. Een semi-open interview legt de topics vast en daarbij ook enkele hoofdvragen per topic. Een gesloten interview laat zich het beste vergelijken met een mondelinge enquête en komt in de praktijk meestal voor in de telefonische variant.
De interviewer balanceert op het slappe koord van een goede verstandhouding en kritisch luisteren. Hij moet de antwoorden op hun adequaatheid beoordelen en desnoods doorvragen. Dat vereist een goede voorbereiding, en misschien wel een training. Die is zeker nodig wanneer de data door meerdere interviewers worden verzameld. De aanwezigheid van twee personen bij het interview of groepsgesprek is gewenst: de een als interviewer/gespreksleider, de ander om aantekeningen te maken over de context en over reacties van de geïnterviewde/groepsleden. Daarnaast is controle van de opnameapparatuur vooraf een must (Evers, 2007).
Ook het *groepsgesprek* kent meerdere vormen: een focusgroep, delphimethode, audit of expertmeeting. Bij al deze vormen is het zinvol om vooraf een lijst op te stellen met algemene beginvragen en aandachtspunten op basis waarvan eventueel gericht geïntervenieerd wordt. Het verschil met een interview is dat in een groepsgesprek niet alleen de interactie tussen interviewer en geïnterviewde van belang is, maar ook de groepsinteractie. Door hiervan bewust gebruik te maken, kan de onderzoeker de deelnemers aan het groepsgesprek stimuleren om hun eigen ideeën te exploreren en te verhelderen. Ook bij een groepsgesprek is de opstelling van de opnameapparatuur belangrijk in verband met de verstaanbaarheid en het maken van een woordelijk transcript.
Observaties variëren van niet-participerend via passief participerend (de manier waarop de stotterende werknemer tijdens de lunchpau-

ze in de kantine werd geobserveerd) naar actief participerend, waarbij de onderzoeker zelf actief deelneemt aan de situatie, vaak zonder zichzelf als onderzoeker bekend te maken. Bij deze techniek is het belangrijk goed vast te leggen wat geobserveerd moet worden. Ook hier is sprake van een glijdende schaal: van open observatie via semigestructureerde naar gestructureerde observatie waarbij de te observeren gedragingen per tijdseenheid ('time-sampling') of per gebeurtenis ('event-sampling') worden vastgelegd. Reflexiviteit is vooral tijdens de passief en actief participerende vormen van groot belang.

Documentanalyse kan betrekking hebben op persoonlijke (dagboeken, brieven, verhalen) of onpersoonlijke (beleidsnota's, notulen, rapporten, dossiers) documenten. In beide gevallen is het belangrijk om op correcte wijze toegang te krijgen tot die documenten. Vaak betekent dat om toestemming vragen, waarbij het doel van het onderzoek moet worden verhelderd en de werkwijze inzichtelijk moet worden gemaakt. Tevens worden afspraken vastgelegd voor het gebruik van de documenten.

Een andere manier om te voldoen aan het criterium of de onderzoeksmethoden en -technieken geschikt zijn voor het onderzoeksdoel, is om het onderzoeksprotocol voor te leggen aan een deskundige die het dan op bovenstaande punten beoordeelt. Dit principe is eerder besproken onder de naam 'sceptical peer review'.

De geschiktheid van de gehanteerde methoden en technieken kan ook worden geëxpliciteerd in een 'audit trail': de beschikbaarheid van een protocol of draaiboek waarmee het onderzoek herhaald zou kunnen worden. Zo'n audit trail zal niet in de tekst van de publicatie terug te vinden zijn, wel moet ernaar verwezen worden.

Southall e.a. zoeken een antwoord op de vraag welke factoren het gebruik van HAT door ouderen met een gehoorverlies beïnvloeden. Ze kiezen daarbij voor semi-open interviews. Dat ligt het meest voor de hand; een groepsgesprek in welke vorm dan ook zou niet tot een duidelijker antwoord leiden. Zij hebben een aantal introductievragen opgesteld, bijvoorbeeld: welke impact heeft het gehoorverlies gehad op het leven van de ouderen? Gebaseerd op de antwoorden van de respondent vragen ze door in de richting van de factoren die het gebruik beïnvloeden.

Of vooraf een deskundige is geraadpleegd om advocaat van de duivel te spelen ('sceptical peer review'), wordt in deze studie niet duidelijk. Ook ontbreekt in de tekst een verwijzing naar een beschikbare 'audit trail'.

5.3.4 Is de selectie van deelnemers adequaat voor het onderzoeksdoel?

Deze vraag is eigenlijk een parapluvraag waaronder veel deelvragen vallen. Op de eerste plaats is het in verband met de overdraagbaarheid belangrijk om *context en setting van het onderzoek* duidelijk te krijgen. Gaat het om participanten in hun thuissituatie of onder werkomstandigheden of in een instelling voor gezondheidszorg?
Als we dat weten, komt de vraag aan de orde hoe de participanten *zijn gevonden en op basis van welke inclusiecriteria ze zijn geselecteerd?* Voor het vinden van geschikte proefpersonen worden meestal sleutelinformanten ingezet: mensen die een organisatie zo goed kennen dat ze kunnen aangeven of en zo ja, hoeveel geschikte proefpersonen de onderzoeker zou kunnen vinden. Te denken valt aan personeelsfunctionarissen, afdelingshoofden, leerkrachten of docenten, verpleegkundigen enzovoort. Net als in kwantitatief onderzoek geldt ook voor kwalitatief onderzoek dat er op bepaalde kenmerken enige gelijkvormigheid in de steekproef moet ontstaan. Daarvoor dienen de inclusiecriteria. Overigens zoekt een kwalitatief onderzoeker daarna naar een zo groot mogelijke diversiteit in de steekproef en daarin is zijn werkwijze weer anders dan die van een kwantitatief onderzoeker.
Een belangrijk kenmerk van de werkwijze van een kwalitatief onderzoeker is om de steekproef niet in één keer te trekken, maar geleidelijk op te bouwen. Hier blijkt het iteratieve karakter van kwalitatief onderzoek: er wordt een interview afgenomen en meteen daarna uitgewerkt en voorlopig geanalyseerd. Kennis die uit die voorlopige analyse ontstaat, wordt meegenomen in het volgende interview. Enzovoort. Op een gegeven moment zal de onderzoeker constateren dat de variatie uit de interviews verdwijnt: er wordt geen nieuwe informatie meer gevonden. Om daarvan zeker te zijn, kan de onderzoeker nog een of twee interviews doorgaan en als zijn vermoeden dan wordt bevestigd, is de steekproef 'volledig': er treedt *datasaturatie* op, dat wil zeggen: de gegevens zijn 'theoretisch verzadigd', er komen geen nieuwe inzichten, standpunten enzovoort meer bij.

Vervolgens wordt het in de beoordeling van een studie belangrijk om vast te stellen of er individuen of groepen gemist zijn. Met andere woorden: is het principe van de 'search for disconfirming evidence' voldoende toegepast? Wordt ook uitgelegd waarom bepaalde participanten niet wilden meedoen? Hadden die redenen te maken met privéomstandigheden of waren die gerelateerd aan het onderzoek? Wordt ook ingegaan op de vraag of de participanten elkaar kenden, of er überhaupt een *relatie tussen de participanten* bestaat?
Ook in kwalitatief onderzoek dienen de belangrijkste *kenmerken van de participanten* te worden gepresenteerd.
Alle deelvragen zijn erop gericht te achterhalen of de steekproef voldoende in balans is, binnen de inclusiecriteria voldoende diversiteit kent. Als dat zo is, verhoogt dat de overdraagbaarheid naar andere personen, contexten en settings.
De studie van Southall e.a. is op het punt van de selectie van de participanten wat zwakker. De setting is wel goed omschreven: 'a non-profit community organization' in Montreal, Quebec, Canada. Communicaid for Hearing Impaired Persons (CHIP) is een organisatie die programma's en diensten aanbiedt aan mensen met een gehoorverlies. De participanten worden in de thuissituatie geïnterviewd.
Ook de inclusiecriteria zijn duidelijk: ouderen van 65+ met een gemiddeld gehoorverlies van ten minste 35dB in hun betere oor, die op het moment van het onderzoek HAT gebruikten, nog zelfstandig woonden en Engels spraken. Een sleutelinformant was in deze studie niet nodig, omdat alle drie auteurs werkzaam zijn in de beschreven setting.
Hierna beginnen de problemen: de onderzoekers trekken in één keer een steekproef van uiteindelijk tien participanten. Wel wordt uitgelegd waarom tien personen van de oorspronkelijke twintig geselecteerden niet meedoen. Maar het principe van geleidelijke opbouw en datasaturatie wordt niet toegepast. We weten dus niet of na het tiende interview 'theoretische verzadiging' optrad of niet. Bovendien zijn de inclusiecriteria wel erg strikt: niet-gebruikers van HAT worden niet geïnterviewd, terwijl dat voor het achterhalen van factoren die mede bepalen waarom ze dat niet doen wel eens een heel interessante subgroep zou kunnen zijn. Of er een relatie bestaat tussen de tien participanten wordt in de studie niet gemeld. De karakteristieken van de tien deelnemers worden overzichtelijk in een tabel gepresenteerd.

Juist het ontbreken van een belangrijke subgroep verlaagt de overdraagbaarheid van de resultaten van deze studie.

5.3.5 Zijn de data op een adequate manier verzameld?

De focus van deze vraag is de correctheid en de betrouwbaarheid van de gegevensverzameling. In een kwantitatief design zijn betrouwbaarheid en validiteit van de meetinstrumenten belangrijk met het oog op de kwaliteit van de onderzoeksresultaten. In het kwalitatieve jargon ontbreken de begrippen betrouwbaarheid en validiteit. Dat neemt niet weg dat er in kwalitatief onderzoek wel strategieën bestaan om aan verschillende kwaliteitscriteria te voldoen. Die criteria zijn *geloofwaardigheid, overdraagbaarheid, betrouwbaarheid* en *bekrachtiging* (Devers, 1999).

Om de *geloofwaardigheid* van de resultaten te verhogen, heeft de kwalitatief onderzoeker de keuze uit drie strategieën. Op de eerste plaats kan *triangulatie* worden toegepast. Het doel van triangulatie is om gebruik te maken van verschillende bronnen, van verschillende onderzoekers of van verschillende theorieën of methoden om 'krachtige' informatie te krijgen. Al eerder hebben we gewezen op het gebruik van bijvoorbeeld interviews en aanvullende geschreven informatie of observaties. Dat is een voorbeeld van triangulatie. Verzamelde onderzoeksdata (transcripten van interviews, geschreven bronnen) kunnen onafhankelijk door meerdere onderzoekers worden geanalyseerd en daarna met elkaar vergeleken. Ook dat is een vorm van triangulatie.

De tweede strategie is het zoeken naar afwijkende of negatieve gevallen (*search for disconfirming evidence*). In plaats van de gevallen die 'niet passen' te negeren, gaat de onderzoeker juist actief op zoek naar 'afwijkingen' en uitzonderingen, met de bedoeling om het patroon of het model zodanig aan te passen dat álle gevallen erin passen.

De derde strategie staat bekend onder de termen *member checking* of *dialogue with participants*. De onderzoeker legt de resultaten van het onderzoek voor aan de deelnemers met de vraag of ze voor hen geloofwaardig zijn. Een bijkomend voordeel van deze strategie is dat de onderzoeker hiermee de waarschijnlijkheid verhoogt dat de resultaten daadwerkelijk zullen worden toegepast in de praktijk.

Een strategie om de *overdraagbaarheid* van de resultaten te verhogen, is om een gedetailleerde beschrijving van de onderzoekscontext te geven, van de rol van de onderzoeker in die context en van de vraag hoe de context de mogelijkheid biedt om de oorspronkelijke onderzoeksvraag te beantwoorden.

De *betrouwbaarheid* kan worden verhoogd met de volgende twee strategieën. Op de eerste plaats het creëren van een *audit trail*. Het is de taak van de onderzoeker om alle gevolgde procedures, bij het verzamelen en analyseren van de data, en de verzamelde data zelf goed te archiveren. Desgewenst zou een buitenstaander dan in staat moeten zijn om met behulp van de beschikbare procedures en de voorhanden zijnde data tot dezelfde interpretatie en conclusie te komen. Het is dus ook een strategie om te komen tot bekrachtiging van de resultaten.

De tweede strategie wordt in de literatuur aangeduid met de term *sceptical peer review*. Een sceptische peer reviewer speelt advocaat van de duivel en stelt kritische vragen over de gehanteerde methode, procedures, betekenissen en interpretatie van de data. Deze strategie is dus een externe controle van het onderzoek.

De *bekrachtiging (confirmability)* komt tot stand met vier strategieën, waarvan we er al drie besproken hebben. Triangulatie, sceptical peer review en 'search for disconfirming evidence' kunnen ook worden ingezet om de resultaten mee te bekrachtigen. Als vierde strategie komt daarbij: de *reflective journal keeping* door de onderzoeker. Omdat de onderzoeker zelf een belangrijk onderzoeksinstrument is in kwalitatief onderzoek, moet hij een dagboek bijhouden waarin hij aantekent hoe zijn persoonlijke karakter, gevoelens en (voor)oordelen het verloop van het onderzoek zouden kunnen hebben beïnvloed. Hiermee raken we weer aan het al eerder besproken kenmerk van reflexiviteit van kwalitatief onderzoek.

In verband met de *correctheid* moet worden nagegaan of aan de participanten een 'informed consent' is voorgelegd. Ook moet aan de participanten gevraagd worden welke plaats zij prefereren voor afname van het interview of voor het groepsgesprek. Om zo rijk mogelijke data te krijgen, is het van belang dat de gesprekken gevoerd worden in een voor de geïnterviewde vertrouwde omgeving.

Southall e.a. leggen de participanten een 'informed consent' voor en interviewen de ouderen thuis. De interviewer is getraind en het is ook dezelfde interviewer die alle tien de interviews afneemt. Hij doet dat echter alleen en maakt tijdens het interview zelf contextuele aantekeningen. Alle interviews worden opgenomen en direct verbatim getranscribeerd. Of deze transcripten aan de participanten zijn voorgelegd, wordt in de tekst niet duidelijk. Ook is in de tekst geen verwijzing naar reflectieve dagboekaantekeningen te vinden.

5.3.6 Zijn de data grondig geanalyseerd?

Er zijn grote verschillen in de manier waarop de verzamelde data in kwantitatief en in kwalitatief onderzoek worden geanalyseerd. In kwalitatief onderzoek worden eigenlijk nog altijd de principes van het 'close reading' toegepast. Vaak gaat een oriënterende literatuurstudie aan het eigenlijke onderzoek vooraf. Daaruit ontstaat een raamwerk, een kader waarbinnen de analyse zal plaatsvinden. Vervolgens worden de verzamelde data gecodeerd en afhankelijk van de gedetailleerdheid van het raamwerk verder gethematiseerd of gecategoriseerd. Omdat een onderzoeker zich kan blindstaren op het eigen onderzoeksmateriaal, verdient het aanbeveling om de analyse onafhankelijk door meerdere onderzoekers te laten uitvoeren op een vooraf gedocumenteerd protocol waarin codes, thema's en categorieën worden aangegeven. De uitkomsten kunnen daarna met elkaar worden geconfronteerd. Ook dit is een voorbeeld van triangulatie. Overigens hoeft dit niet allemaal meer met de hand te worden gedaan. Er bestaan diverse ondersteunende softwarepakketten voor de analyse, zoals Atlas-ti, Kwalitan en Max-QDA. Belangrijk bij de beoordeling van het criterium of de data grondig zijn geanalyseerd, is dus de vraag of de analyse door *meerdere onderzoekers* is uitgevoerd. Bovendien moet voor de beoordelaar duidelijk worden hoe het *analyseproces is verlopen* en of het analyseproces *voldoende gedetailleerd is beschreven*. In geval van thematische analyse moet duidelijk worden hoe de onderzoekers *codes/thema's* aan de data hebben ontleend. Ook moet zijn beschreven hoe de onderzoekers *consensus* hebben gezocht en hebben gevonden. Ten slotte moet ook hier duidelijk gemaakt worden in hoeverre de onderzoeker zelf het analyseproces heeft beïnvloed ('reflective journal keeping').
In de methodensectie in de studie van Southall e.a. komen alle bovenstaande vragen aan de orde. Ze hanteren een thematische analyse van de transcripten. Die werden samengevat. Uit die samenvattingen leidden ze thema's af. Op grond daarvan werd een coderingsschema opgesteld. Daarna werden de codes toegepast op de volledige tekst van het transcript. De betrouwbaarheid van het schema werd uitgetest met hulp van een externe onderzoeker die wel vertrouwd was met audiologie en met kwalitatieve onderzoeks-

methoden. Deze externe onderzoeker en de eerste auteur codeerden ieder tien bladzijden van een transcript dat willekeurig was gekozen. Een maat voor betrouwbaarheid werd berekend door het aantal identiek gecodeerde zinnen te delen door het aantal zinnen dat niet identiek gescoord was. Op basis van deze vergelijking is het coderingsschema één keer bijgesteld voordat het werd toegepast op alle transcripten.

5.3.7 Worden de uitkomsten en conclusies van het onderzoek helder beschreven?

De onderzoekers dienen hun bevindingen uiteraard te bespreken *in het licht van de vraagstelling*. De *weergave* van de bevindingen dient ook *gedetailleerd* genoeg te zijn om de vraagstelling genuanceerd te kunnen beantwoorden. Ten slotte is het van belang om de bevindingen te *ondersteunen met oorspronkelijk materiaal*, meestal citaten uit de interviews. Ook hier worden de bevindingen *voorgelegd aan de participanten* met de vraag of zij zich hierin herkennen ('member check'). Southall e.a. presenteren in een tabel zeer overzichtelijk alle codes die zij in de interviews hebben onderscheiden. Per code geven zij per interview de frequentie aan. Als eerste grove indeling maken zij een onderscheid tussen codes die faciliterend en inhiberend werken. In de resultatensectie van hun artikel maken zij vervolgens een fijnmaziger indeling in vijf categorieën van factoren: mensen die hun de HAT hebben geadviseerd, de verkrijgbaarheid van de HAT, de eigen attitude, technische aspecten in het gebruik en verwachte voordelen/actuele impact van de technologie. Binnen deze factorcategorieën komen zij terug op hun eerdere indeling tussen positief of negatief en ondersteunen zij hun bevindingen met illustratieve citaten. Of deze bevindingen weer zijn voorgelegd aan de participanten, wordt in de tekst niet duidelijk.

5.3.8 Eindoordeel. Is de kwaliteit voldoende én is de studie bruikbaar?

Het bepalen van het eindoordeel over de kwaliteit van de studie is niet genormeerd in deze criterialijst. Dat blijft een kwestie van gevoel, dat overigens wel geëxpliciteerd moet worden. Een studie waarbij viermaal 'nee' wordt gescoord, kan desondanks tóch waardevol zijn vanwege een zeer heldere dataverzameling, -analyse en presentatie van resultaten. Anderzijds kan een studie die alleen uitvalt op de data-analyse worden afgewezen.

Zoals is aangegeven, zitten in de studie van Southall e.a. enkele onderdelen waarover gediscussieerd kan worden. De bruikbaarheid van de resultaten is echter duidelijk: de genoemde categorieën van factoren kunnen zeer goed ingezet worden in de advisering aan de oudere omtrent het gebruik van HAT. Daarbij kan dat advies afgestemd worden op de individuele patiënt.

De bruikbaarheid van de studie wordt vooral bepaald door de match tussen de participanten aan dit onderzoek en de patiënt die de evidence-based werkende logopedist voor zich heeft. Overigens zullen resultaten uit kwalitatief onderzoek zelden rechtstreeks in diagnostiek of therapie kunnen worden ingezet. Ze vormen veel meer achtergrondkennis voor de logopedist: duidelijk is waarom mensen zich zo gedragen, wat hen ertoe beweegt om iets te doen of niet te doen, wat de verschillen zijn tussen sociale groepen. Kwalitatief onderzoek biedt een venster op de leefwereld van de patiënt en leert de logopedist kijken door de ogen van de ander.

6 Het vinden van geschikte artikelen

6.1 Inleiding

In de vorige hoofdstukken is uitvoerig het kritisch beoordelen van artikelen besproken. In dit hoofdstuk laten we zien hoe je geschikte artikelen kunt vinden, dus stap 2 van de werkwijze van evidence-based practice. Eerst komen de diverse databases aan de orde, dan de zoekstrategieën en de relatie met PICO-vragen.
We hebben niet gestreefd naar compleetheid van overzichten, omdat de ontwikkelingen in digitale informatie bijzonder snel gaan en beschrijvingen in korte tijd gedateerd raken.

6.2 Databases

Publicaties in wetenschappelijke tijdschriften worden geïndexeerd in elektronische databases. Indexeren is het vastleggen van de belangrijkste gegevens van elk artikel in een *record*, zodat het artikel via zoektermen terug te vinden is. Vastgelegd worden onder meer de auteur(s), de naam van het artikel en in de meeste gevallen ook de samenvatting of *abstract* van het artikel, zodat de zoeker kan beoordelen of het artikel past bij de zoekvraag. Bovendien vermeldt het record de naam van het tijdschrift waarin het artikel is verschenen en de jaargang en paginanummers, zodat de zoeker het artikel in het archief van een bibliotheek vlot kan terugvinden. Voor het opnieuw opslaan en gebruiken van records in een eigen database, bijvoorbeeld om referenties in te voeren bij het schrijven van een artikel, bestaat aparte software, zoals Reference Manager, Endnote of RefWorks.
Tijdschriften worden per jaargang ingebonden en op naam en jaargang bewaard. In een wetenschappelijke bibliotheek vind je behalve de boekenkasten dan ook vele stellingen met rijenlange ingebon-

den tijdschriften. Maar het aantal tijdschriftenkasten neemt snel af, want steeds meer tijdschriften worden ook digitaal of zelfs uitsluitend nog digitaal gepubliceerd. Artikelen hoeven dus niet meer te worden gekopieerd, omdat ze (voor abonnees) als pdf beschikbaar zijn. Bibliotheken hebben abonnementen bij de grote uitgevers van wetenschappelijke tijdschriften en kunnen daardoor alle belangrijke tijdschriften voor hun gebruikers online toegankelijk maken.

Er bestaan verschillende databases voor verschillende wetenschapsgebieden. De populairste biomedische database, die teruggaat tot 1966, is MedLine, waarin duizenden wetenschappelijke tijdschriften worden geïndexeerd. Het Amerikaanse National Institutes of Health (NIH) heeft deze database voor het publiek via internet toegankelijk gemaakt en die heet daarom PubMed. Maar er zijn nog veel meer databases, bijvoorbeeld voor gedragswetenschappen. In dit hoofdstuk worden de meest gebruikte databases besproken, die ook voor de logopedist van belang kunnen zijn, verdeeld in databases die via internet gratis beschikbaar zijn en databases die alleen toegankelijk zijn via een abonnement. Er bestaan ook databases van reviews, richtlijnen en rapporten, zoals de Cochrane Collaboration. Zie tabel 6.1 voor een overzicht.

Tabel 6.1 Overzicht van elektronische databases.

zoeken naar	gratis voor iedereen toegankelijk	via abonnement of bibliotheek
artikelen	Pubmed Google Scholar	Scopus Cinahl PsycInfo DocOnline
reviews, richtlijnen en rapporten	Cochrane reviews (abstracts) CBO-richtlijnen NIVEL-rapporten Meetinstrumenten Zorg	Cochrane reviews (full text) DocOnline

6.2.1 Gratis databases

PubMed

De meest gebruikte biomedische database is PubMed, een online service van het National Center of Biotechnology Information (NCBI) van de Amerikaanse overheid, dat in 1988 is opgericht als divisie van de National Library of Medicine (NLM) en dat een onderdeel is van de National Institutes of Health (NIH). PubMed is te vinden via www.pubmed.gov en wordt over de hele wereld door talloze onderzoekers, artsen en paramedici gebruikt. In PubMed zijn ook de belangrijkste internationale logopedische tijdschriften geïndexeerd; zie tabel 6.2.

Cochrane Library

De Cochrane Collaboration, opgericht in 1993, onderhoudt onder andere de Cochrane Library, een wereldwijd netwerk van verschillende databases. De organisatie is genoemd naar de Britse arts en epidemioloog Archie Cochrane (1909-1988), die er als eerste op aandrong de effecten van handelingen in de gezondheidszorg op systematische wijze te verzamelen en zo kennis over behandeleffecten sneller bij de gebruikers te krijgen. Uitgebreide informatie over de werkwijze van Cochrane en de landelijke Cochrane centra is te vinden op www.cochrane.org. Via internet kan in de database worden gezocht en zijn de abstracts van de reviews beschikbaar. Voor het inzien van de volledige reviews is een abonnement nodig. Universiteitsbibliotheken, maar ook veel hogescholen met een afdeling 'gezondheidszorg' (verpleegkunde, paramedische opleidingen), hebben een abonnement.
De Cochrane Library bevat acht databases, waarvan de Cochrane Database of Systematic Reviews (CDSR) de bekendste is. Maar ook de Database of Abstracts of Reviews of Effects (DARE), een database van reviews uit andere bronnen zoals tijdschriften, kan informatie opleveren. Evenals CENTRAL (Cochrane Central Register of Controlled Trials), een database van gecontroleerde trials en RCT's.

CBO

Het kwaliteitsinstituut voor de gezondheidszorg CBO is een onderzoeksinstituut dat onder andere begeleidingstrajecten verzorgt en richtlijnen ontwikkelt voor artsen en paramedici. Interessant voor de logopedie zijn onder andere de richtlijnen 'Beroerte', 'Larynxcarcinoom', 'Orofarynxcarcinoom', 'Cerebrale parese' en 'Ziekte van Parkinson'. Het overzicht van de richtlijnen is te vinden op www.cbo.nl. De richtlijnen zijn online beschikbaar en gratis te downloaden.

NIVEL

Het Nederlands instituut voor onderzoek van de gezondheidszorg (NIVEL) doet toegepast beleidsonderzoek voor beleidsmakers in de gezondheidszorg. Het instituut onderzoekt onder andere de effectiviteit en kwaliteit van de Nederlandse gezondheidszorg, maar ook de relaties tussen de verschillende partijen, zoals de zorgaanbieders, de zorggebruikers, de zorgverzekeraars en de overheid. Alle rapporten zijn openbaar en het NIVEL geeft via internet inzage in zijn publicaties (www.nivel.nl).

Meetinstrumenten Zorg

Het Expertisecentrum Meetinstrumenten voor Revalidatie van de Hogeschool Zuyd en het lectoraat autonomie en participatie heeft een database ingericht van meetinstrumenten in de zorg (www.meetinstrumentenzorg.nl). Er is een database van algemene meetinstrumenten, waarin met trefwoorden gezocht kan worden binnen 'lichaamsregio', 'aandoening' of 'menselijke functie'. Daar zijn beschrijvingen en klinimetrische gegevens van tests, vragenlijsten en ernstmaten te vinden. In de categorie technische meetinstrumenten zijn onder andere gehoormetingen beschreven.

Google Scholar

Maar artikelen of andere documenten googlen kan ook, want alles wat vrij op internet staat kan door een internetzoekmachine worden gevonden. Met name Google Scholar (http://scholar.google.nl) kan behulpzaam in het vinden wetenschappelijke artikelen. Met Google of andere openbare zoekmachines kun je echter niet in zoeken in databases die alleen toegankelijk zijn via een abonnement, zoals die in de volgende paragraaf.

6.2.2 Databases via abonnement of bibliotheek

Doconline

Het Nederlands Paramedisch Instituut (NPi) heeft via de database Doconline zijn databases van literatuur, protocollen en meetinstrumenten opengesteld (zie www.paramedisch.org), maar sinds 2008 zijn deze databases alleen toegankelijk met een abonnement (voor particulieren en bibliotheken van universiteiten en hogescholen). Doconline is wel de enige database die ook artikelen uit *Logopedie en Foniatrie* indexeert. De databankenportal geeft links naar tientallen databases in binnen- en buitenland.

Cinahl

Cinahl staat voor Cumulative Index of Nursing and Allied Health Literature (zie www.cinahl.com) en is een Amerikaans database, opgezet om verpleegkundige tijdschriften te indexeren. Later zijn daar paramedische tijdschriften aan toegevoegd en in totaal bevat de database nu zo'n drieduizend tijdschriften, waaronder tientallen specifieke logopedische en audiologische tijdschriften. Ongeveer de helft daarvan is ook in Pubmed te vinden. Voorbeelden van logopedische en audiologische tijdschriften die niet in PubMed zijn geïndexeerd maar wel in Cinahl, zijn *ACC Augmentative and Alternative Communication, Hearing Journal* en *Journal of Singing.*

PsycInfo

PsycInfo is een database van gedragswetenschappelijke tijdschriften (zie www.psycinfo.com) van de American Psychological Association. De database indexeert zo'n tweeduizend tijdschriften, waaronder ook verschillende logopedische en linguïstische tijdschriften. Voorbeelden van tijdschriften die niet in PubMed maar wel in Psycinfo zijn geïndexeerd, zijn *Bilingualism: Language and Cognition, Journal of Allied Health* en *Language and Speech.*

Scopus

Een vrij nieuwe database is Scopus (www.scopus.com), die onder andere zowel in de bestanden van Medline zoekt als in die van Embase en in totaal 15.000 tijdschriften bevat, waarvan 1200 open access. Scopus kan ook laten zien hoe vaak en waar een artikel is geciteerd, zodat auteurs hun persoonlijke 'citation index' kunnen opmaken.

6.3 Verkrijgen van het gewenste artikel of rapport

Een abstract van een artikel is onvoldoende om de inhoud op validiteit en bruikbaarheid te kunnen waarderen, want daarvoor is het hele artikel nodig. Al jaren wordt er in de academische wereld gepleit voor meer 'open access journals', dat wil zeggen: tijdschriften die voor iedereen vrij toegankelijk zijn. Wetenschappelijk onderzoek wordt namelijk voor een groot betaald met belastinggeld, dus de uitkomsten zijn in feite gemeenschappelijk bezit. Diverse tijdschriften geven hun artikelen na enkele jaren vrij, maar 'open access journals' maken wetenschappelijke nieuwsfeiten direct beschikbaar, ook in landen waar de gezondheidzorg zich bibliotheken met kostbare abonnementen eenvoudig niet kan permitteren. Een database van dergelijke tijdschriften is te vinden op www.doaj.org en één daarvan is het Canadese logopedietijdschrift *Canadian Journal of Speech-Language Pathology and Audiology*. Een andere lijst van gratis digitale (biomedische) tijdschriften is te vinden op www.freemedicaljournals.com.

Er zijn drie mogelijkheden om aan het originele artikel te komen.

1 Je downloadt het artikel rechtsreeks via de link van PubMed naar het tijdschrift of via de website van het tijdschrift. Meestal lukt dat alleen als je werkt vanuit een verbinding met een bibliotheek die het tijdschrift in de collectie heeft. Als je geluk hebt, is het artikel 'free full text'; dat staat er in PubMed dan bij.
2 Het artikel is niet online beschikbaar, maar het tijdschrift is wel aanwezig in de bibliotheek van de universiteit of hogeschool in de buurt. Dat kun je nagaan in de onlinecatalogus van de bibliotheek. Je kunt het artikel dan zelf gaan opzoeken om te lezen of te kopiëren. Als het tijdschrift alleen in een andere Nederlandse of buitenlandse bibliotheek aanwezig is, kun je het laten bestellen, maar daar zijn kosten aan verbonden.
3 De minst waarschijnlijke mogelijkheid is dat het artikel staat in een tijdschrift waarop je zelf een abonnement hebt of je collega of de afdeling waar je werkt. Maar dan zul je zien dat de aflevering die je nodig hebt zoek is of bij een collega thuis ligt die net op vakantie is gegaan.

Rapporten of richtlijnen zijn meestal gratis te downloaden.

6.4 Zoekstrategieën

In wetenschappelijke databases wordt onderscheid gemaakt tussen gewone trefwoorden in de tekst of de titel van een record en de officiële sleutelwoorden of *subject headings*. Dat zijn de trefwoorden die bij het artikel staan vermeld en die onderdeel uitmaken van een gecatalogiseerd systeem van trefwoorden. In Pubmed en Medline zijn dat de MeSH-termen of 'medical subject headings'. De MeSH-term bijvoorbeeld voor 'swallowing disorders' is 'deglutition disorders' en 'dysphonia' wordt 'voice disorders'. Maar ook een auteursnaam of de naam van een behandeling, bijvoorbeeld 'Lidcombe program', 'Talking Mats' of 'PLVT', kan als trefwoord worden gebruikt.

Tot voor een paar jaar was het nodig om trefwoorden op een vast omschreven manier te combineren met AND of OR, maar dat is niet meer nodig. Net als Google combineert ook PubMed tegenwoordig zelf de trefwoorden die je typt, vult vanzelf aan en maakt er automatisch een zoekstrategie van die je desgewenst kunt aanpassen.

Als voorbeeld nemen we slikscreeningen na CVA en vullen 'stroke dysphagia' in. Dat wordt vanzelf aangevuld met 'screening', met 481 artikelen als resultaat, waarvan honderd free full text en 75 reviews; zie figuur 6.1.

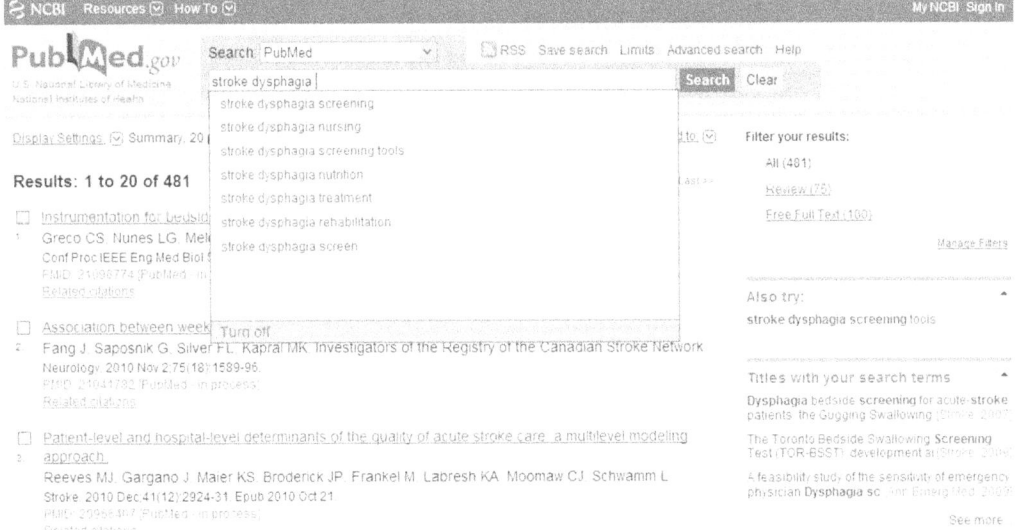

Figuur 6.1 Eenvoudig zoeken in PubMed naar artikelen over slikscreening na CVA.

Onder 'Search details' laat PubMed ook de zoekstrategie zien die automatisch is gebouwd; zie figuur 6.2.

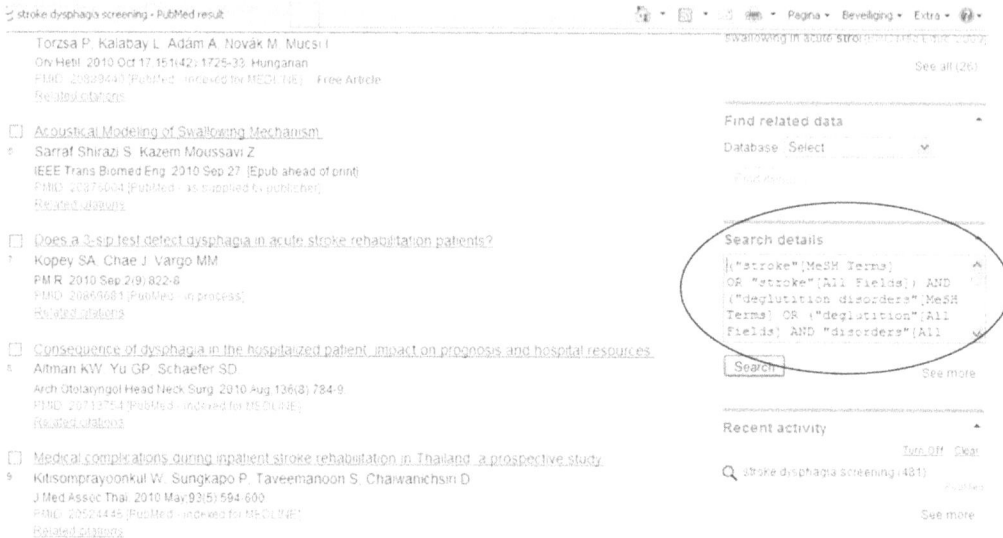

Figuur 6.2 *De zoekstrategie die PubMed heeft gebruikt op basis van drie zoektermen.*

Als je zoekstrategie te veel hits oplevert, kun je op twee manieren je zoekopdracht limiteren. Je kunt er eenvoudig een zoekwoord aan toevoegen, bijvoorbeeld de naam van een auteur, een publicatiejaar of een ander onderdeel van je PICO-vraag. In het voorbeeld van de slikscreening kun je de zoekvraag specifieker maken door de referentietest, bijvoorbeeld 'FEES', toe te voegen. Dat levert nog maar zeventien artikelen op, waarvan zes free full text; zie figuur 6.3.
Je kunt ook limiteren door op 'limits' te klikken en te limiteren op:
- publication type: clinical trial, review, RCT en dergelijke;
- age: leeftijdscategorie van de populatie, zoals infant, pre-school, adolescent, elderly en dergelijke;
- publication year: alleen publicaties van de afgelopen vijf jaar of alleen van het laatste jaar;
- language: bijvoorbeeld alleen Engelstalige publicaties.

In het voorbeeld van 'stroke dysphagia screening' limiteren we op 'English', 'All adult 19+' en gepubliceerd in de laatste vijf jaar. Het resultaat is 117 artikelen, waarvan 35 free full text; zie figuur 6.4.

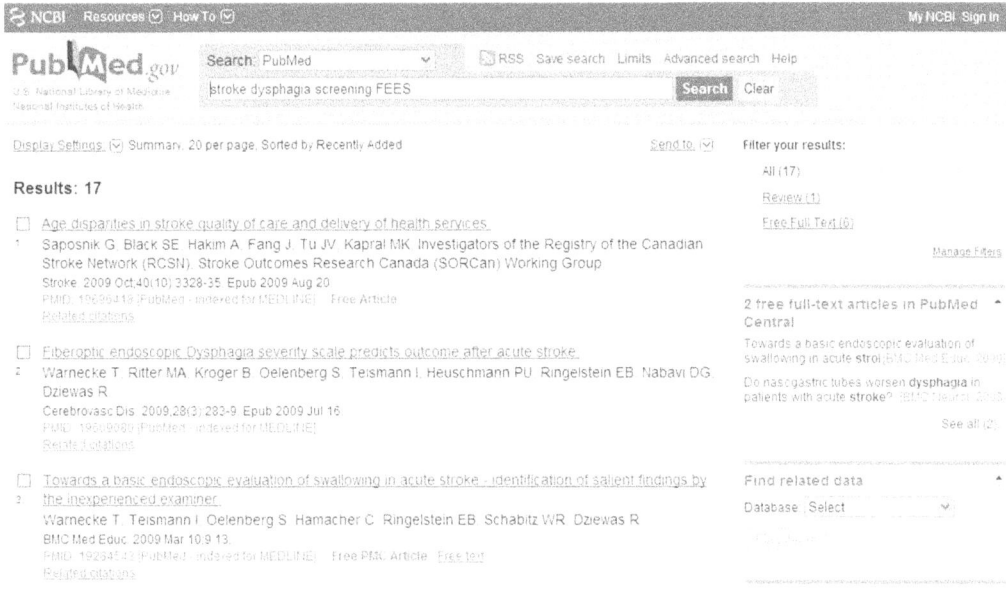

Figuur 6.3 Resultaat op basis van vier zoektermen.

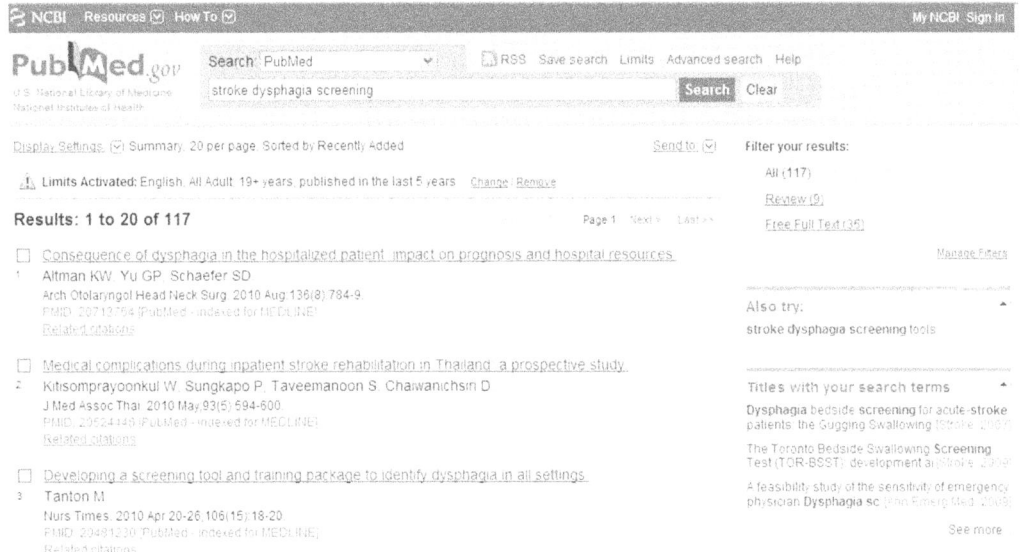

Figuur 6.4 Voorbeeld van limitering op taal (English), leeftijd (19+) en publicatieperiode (laatste 5 jaar).

6.5 Logopedie in wetenschappelijke tijdschriften

Vaktijdschriften kunnen verdeeld worden in generalistische en specialistische tijdschriften. Generalistische tijdschriften in de logopedie zijn over het algemeen de nationale logopedische tijdschriften, specialistische tijdschriften zijn over het algemeen internationaal gericht. In box 6.1 is een opsomming te vinden.

> **Box 6.1 Generalistische logopedische tijdschriften**
> Logopedie en Foniatrie (NVLF)
> Logopedie (VVL)
> Logopedie en Audiologie (Vlaamse hogescholen en universiteiten)
> Stem- Spraak en Taalpathologie (NVSST)
> International Journal of Language & Communication Disorders (RCSLT)
> American Journal of Speech Language Pathology (ASHA)
> Journal of Speech Language and Hearing Research (ASHA)
> Folia Phoniatrica et Logopaedica (IALP)

Voorbeelden van bekende tijdschriften waar voor logopedisten relevante studies in staan, zijn opgesomd in tabel 6.2. Het is uiteraard geen volledige lijst, want het aantal tijdschriften waarin regelmatig of incidenteel voor logopedisten relevante artikelen verschijnen is enorm groot. Hier zijn alleen een aantal bekende titels verzameld. Over de grote logopedische stoornisgebieden, zoals taalontwikkelingsstoornissen, stem, stotteren en afasie, wordt vooral ook veel gepubliceerd in de toonaangevende generalistische logopedische tijdschriften, zoals het *Journal of Speech, Language, and Hearing Research*.

Tabel 6.2 Specialistische tijdschriften waarin logopedische studies te vinden zijn.

logopedisch stoornisgebied	voorbeelden van internationale tijdschriften
afasie, dysartrie, dysfagie	• Archives of Neurology • Archives of Physical Medicine and Rehabilitation • Journal of Neurology • Journal of Neurology Neurosurgery and Psychiatry • Neurology • Stroke
stem, dysfagie, schisis, hoofd-halsoncologie	• Archives of Otolaryngology-Head & Neck Surgery • Laryngoscope • Otolaryngology
stem	• Journal of Voice • Journal of Singing
dysfagie	• Dysphagia • Laryngoscope • Gastroenterolgy
afasie	• Aphasiology • Brain and Language • Cortex
schisis	• The Cleft Palate-Cranio Facial Journal
stotteren	• Journal of Fluency Disorders
taalontwikkelingsstoornissen	• Journal of Child Language • Journal of Learning Disabilities • Language Speech and Hearing Services in Schools
gehoor	• American Journal of Audiology • Hearing Journal • Journal of the American Academy of Audiology

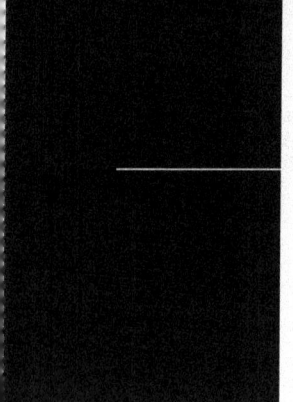

Uitwerking van de oefeningen

Bij hoofdstuk 3 Diagnostiek

Oefening 1

a Berekeningen

P[Z+]	=	26 / 59	=	44%
Se	=	22 / 26	=	85% (95% BI 70,7 – 98,5)
Sp	=	18 / 33	=	55% (95% BI 37,6 – 71,5)
VW+	=	22 / 37	=	60% (95% BI 43,6 – 75,3)
VW-	=	18 / 22	=	82% (95% BI 65,7 – 97,9)
LR+	=	85 / 45	=	1,9
LR-	=	15 / 55	=	0,27

b Vragen
1 60%, want dat is de VW+
2 85%, want dat is de Se
3 1,9, want dat is de LR+
4 44%, want dat is de prevalentie
5 82%, want dat is de VW-
6 45% (15 / 33), want dat is de tegenwaarde van de Sp

Oefening 2

a A.

P[Z+]	=	130 / 1000	=	13%
VW+	=	118 / 153	=	77% (95% BI 70,5 – 83,8)
VW-	=	835 / 847	=	99% (95% BI 97,8 – 99,4)
LR+	=	22,8		
LR-	=	0,09		

b Met de screening wordt 1% (12 / 847) van de kinderen gemist.
c Met de screening wordt 23% (35 / 153) onterecht verwezen.
d De positief-voorspellende waarde bij een prevalentie van 25% stijgt naar 88% en de negatief-voorspellende waarde daalt iets naar 97%. In formule:

VW+ = (Prev x LR+) / [(Prev x LR+) + (1 − Prev)]
 = (0,25 x 22,8) / [(0,25 x 22,8) + (1 − 0,25)]
 = 5,7 / (5,7 + 0,75) = 5,7 / 6,45 = 0,88 = 88%

VW− = [(1 − Prev) x (1/LR−)] / [(1 − Prev) x (1/LR−) + (Prev)]
 = (0,75 x 11,1) / [(0,75 x 11,1) + 0,25]
 = 8,3 / (8,3 + 0,25) = 8,3 / 8,55 = 0,97 = 97%.

Oefening 3

Als je de gegeven waarden in een 2x2-tabel zet, kun je als volgt de cellen vullen. Het aantal terecht-positieven = 0,86 * 14 = 12, dus fout-negatieven = 14 − 12 = 2. Het aantal terecht-negatieven = 0,96 * 49 = 47, dus fout-positieven = 49 − 47 = 2.

VW+ = 12 / 14 = 86%
VW- = 47 / 49 = 96% (omdat b en c dezelfde waarde hebben, is Se = VW+ en Sp = VW-)
LR+ = 12 / 2 = 6
LR- = 2 / 47 = 0,04, dus een prima diagnostisch instrument

Bij hoofdstuk 4 Therapie

Oefening 1

Ki = 17 / 20 = 85%, Kr = 5 / 20 = 25%
ABI = 85 − 25 = 60%, NNT = 100 / 60 = 2 (1,7)
Ruim de helft van de ernstige afasiepatiënten heeft een betere functionele expressie met behulp van een getrainde gesprekspartner.

RB = 85 / 25 = 3,4
Afasiepatiënten die praten met een getrainde gesprekspartner hebben 3,4 keer meer kans op een betere functionele expressie.

RBI = 3,4 − 1 (of ABI / Kr = 60 / 25) = 2,4 of 240%
(van 25% naar 85% = 60% verschil = 2,4 x 25% = 2,4 of 240% verbetering ten opzichte van 25% verbetering in de niet-behandelde groep)
Praten met een getrainde gesprekspartner betekent voor een afasiepatiënt dat de kans op betere functionele expressie met 240% toeneemt ten opzichte van praten met een ongetrainde gesprekspartner.

Oefening 2

Ki = 14 / 27 = 52%
Kr = 3 / 20 = 15%

ABI = 52% − 15% = 37%. Ruim een derde van de kinderen spreekt vloeiender onder invloed van het Lidcombe-programma.
NNT = 100 / 37 = 2,70 = 3. Drie kinderen moeten met het Lidcombe-programma behandeld worden om er één te laten verbeteren.

RB = 52 / 15 = 3,5. Kinderen die behandeld worden met het Lidcombe-programma hebben 3,5 keer meer kans om vloeiender te spreken.

RBI = 3,5 − 1 = 2,5 ofwel 250%. De kans op vloeiend spreken neemt met 250% toe wanneer een kind met het Lidcombe-programma wordt behandeld.

Literatuur

Baarda B, Goede M de, Teunissen J. Basisboek Kwalitatief Onderzoek. Handleiding voor het opzetten en uitvoeren van kwalitatief onderzoek. Tweede, geheel herziene druk. Groningen: Stenfert Kroese, 2005.

Baumgartner CA, Sapir S, Ramig TO. Voice quality changes following phonatory-respiratory effort treatment (LSVT) versus respiratory effort treatment for individuals with Parkinson disease. J Voice 2001 Mar;15(1):105-14.

Bouter LM, Dongen MCJM van. Epidemiologisch onderzoek. Opzet en interpretatie. Houten: Bohn Stafleu van Loghum, 2010.

CBO. EBRO-handleiding, Beoordeling van kwalitatief onderzoek, Handleiding voor werkgroepleden. Utrecht: 2005.

Daniels S, McAdam C, Brailey K, Foundas A. Clinical assessment of swallowing and prediction of dysphagia severity. American Journal of Speech-Language Pathology 1997; 6:17-24.

Damico, Jack S, Simmons-Mackie, Nina N. Special Forum on Qualitative Research – Contributions of Qualitative Research to the Knowledge Base of Normal Communication. In: American journal of speech-language pathology; 2003;12(2):144-154.

Delnooz P. Creatieve Actie Methodologie. De kunst van het zoeken naar pragmatische en innovatieve oplossingen in praktijkonderzoek. Den Haag: Boom Onderwijs, 2010

Devers J. How will we know 'good' qualitative research when we see it? Beginning the dialogue in health services research. In: Health Services Research, 1999;34(5),Part II:1155-1187.

Dodd B. Evidence-based practice and speech-language pathology: strengths, weaknesses, opportunities and threats. Folia Phoniatrica et Logopaedica 2007;59(3):118-29.

Doesborgh SJ, van de Sandt-Koenderman WM, Dippel DW, van HF, Koudstaal PJ, Visch-Brink EG. Linguistic deficits in the acute phase of stroke. J Neurol 2003; 250(8):977-982.

Enderby P, Emerson J. Does speech and language therapy work? London: Whurr Publishers, 1995.

Evers J (red.). Kwalitatief interviewen: kunst én kunde. Den Haag: Lemma, 2007.

Everdingen JJE van, Burgers JS, Assendelft WJJ van, Swinkels JA, Barneveld TA van, Klundert JLM van de. Evidence-based richtlijnontwikkeling. Een leidraad voor de praktijk. Houten: Bohn Stafleu van Loghum, 2004.

Flick U, Kardoff E von, Steinke I (eds.). A Companion to Qualitative research. London, Thousand Oaks, New Delhi: Sage Publications, 2004.

Glogowska M, Roulstone S, Enderby P, Peters TJ. Randomised controlled trial of community based speech and language therapy in preschool children. British Medical Journal, 2000;321:1-5.

Greener J, Enderby P, Whurr R. Speech and language therapy following stroke. The Cochrane Library, 2003, Issue 3.

Hilgers SJ, Dam FS van, Keyzers S, Koster MN, As CJ van, Muller MJ. Rehabilitation of olfaction after laryngectomy by means of a nasal airflow-inducing maneuver. Archives of Otolaryngology Head and Neck Surgery, 2000;126:726-732.

Jones M, Onslow M, Packman A, Williams S, Ormond T, Schwarz I, Gebski V. Randomised controlled trial of the Lidcombe programme of early stuttering intervention. BMJ. 2005 Sep 24;331(7518):659

Kagan A, Black SE, Duchan JF, Simmons-Mackie N, Square P. Training volunteers as conversation partners using 'Supported Conversation for Adults with Aphasia' (SCA): a controlled trial. Journal of Speech, Language and Hearing research, 2001;44:624-638.

Kalf H, Doornspeek M van, Gesthuysen A, Niessen S, Munneke M. Procesindicatoren voor logopedie bij de ziekte van Parkinson. Logopedie en Foniatrie 2010;82(3):96-101.

Kalf JG, Swart BJM de, Bonnier MWJ, Hofman MFC, Kanters JHM, Kocken JEM, Miltenburg M, Bloem B, Munneke M. Logopedie bij de ziekte van Parkinson. Een richtlijn van de Nederlandse Vereniging voor Logopedie en Foniatrie. Woerden: NVLF/Uitgeverij LEMMA, 2008.

Klee T, Pearce K, Carson DK. Improving the positive predictive value of screening for developmental language disorder. J Speech Lang Hear Res 2000; 43(4):821-833.

Kwaliteitsinstituut voor de gezondheidszorg CBO. Evidence-based richtlijnontwikkeling. Handleiding voor werkgroepleden. Utrecht: Kwaliteitsinstituut voor de Gezondheidszorg CBO: www.cbo.nl; 2007.

Law J, Garrett Z, Nye C. Speech and language therapy interventions for children with primary language delay or disorder. The Cochrane Library, 2003, Issue 3.

Letts L, Wilkins S, Law M, Stewart D, Bosch J, Westmoreland M. Guidelines for Critical Review Form: Qualitative Studies (version 2.0). Qualitative review Form Guidelines, 2007.

Maanen H van. Goochelen met getallen – cijfers en statistiek in krant en wetenschap. Amsterdam: Uitgeverij Boom, 2009.

Mays N, Pope C. Qualitative research in health care: Assessing quality in qualitative research. In: British Medical Journal, 2000;320:50-52.

Netwerk Kwalitatief Onderzoek AMC – UvA. Richtlijnen voor kwaliteitsborging in gezondheids(zorg)onderzoek: Kwalitatief Onderzoek. Amsterdam: 2002.

Offringa M, Assendelft WJJ, Scholten RJPM. Inleiding in evidence-based medicine. Klinisch handelen gebaseerd op bewijsmateriaal. Houten: Bohn Stafleu van Loghum, 2008.

Reilly S, Oates J, Douglas J. Evidence-based practice in speech pathology. London: Whurr Publishers, 2004.

Roddam H, Skeat J. Embedding evidence-based practice in speech and language therapy. International Examples. West-Sussex: Wiley-Blackwell, 2010.

Sackett DL, Strauss SE, Richardson WS, Rosenberg W, Haynes RB. Evidence-based Medicine. How to practice and teach EBM. Edinburgh: Churchill Livingstone, 2000.

Southall K, Gagné J-P, Leroux T. Factors that influence the use of assistance technologies by older adults who have a hearing loss. In: International Journal of Audiology, 2006;45:252-259.

Strauss A, Corbin J. Basics of Qualitative Research. Grounded Theory Procedures and Techniques. Newbury Park: Sage, 1990.

Scholten[a] RJPM, Kostense PJ, Assendelft WJJ, Bouter LM. De praktijk van systematische reviews. IV. Het combineren van de resultaten van afzonderlijke onderzoeken. Nederlands Tijdschrift voor Geneeskunde, 1999;143(15):786-791.

Scholten[b] RJPM, Assendelft WJJ, Kostense PJ, Bouter LM. De praktijk van systematische reviews. V. Heterogeniteit tussen onderzoeken en subgroepanalysen. Nederlands Tijdschrift voor Geneeskunde, 1999;143(16):843-848.

Schouten HJA. Klinische statistiek. Houten: Bohn Stafleu van Loghum, 1999.

Spek B, Teaching undergraduates to become critical and effective clinicians. In: Roddam H, Skeat J. Embedding evidence-based practice in speech and language therapy. International Examples. West-Sussex: Wiley-Blackwell, 2010.

Verklarende woordenlijst[1]

Cursief geschreven woorden verwijzen naar andere in de lijst opgenomen begrippen.

A priori-kans Zie *voorafkans*.
A posteriori-kans Zie *achterafkans*.
Absolute benefit increase (ABI) Het verschil tussen de kans op de uitkomst in de indexgroep en de kans op de uitkomst in de referentiegroep. Zie ook *absolute risicoreductie*.
Absoluut risico Zie *risico*.
Absolute risicoreductie (absolute risk reduction; ARR) Het verschil in absoluut risico op een ongewenste uitkomst tussen twee groepen personen (index- en referentiegroep of blootgestelden en niet-blootgestelden). Bij afname van het risico spreekt men van absolute risicoreductie (ARR) en bij toename van absolute risicotoename (absolute risk increase; ARI). Wordt ook risicoverschil (RV) (Engels: risk difference) of attributief risico genoemd (Engels: attributable risk). Zie ook *Absolute benefit increase*.
Achterafkans In diagnostisch onderzoek: de kans op de vermoede ziekte of aandoening op basis van een diagnostische testuitslag.

Betrouwbaarheid Afwezigheid van toevallige fouten. Bijvoorbeeld betrouwbaarheid van een meetinstrument: een meetinstrument is betrouwbaar als verschillende onderzoekers onafhankelijk van elkaar (of dezelfde onderzoeker op verschillende momenten) met dit meetinstrument vrijwel dezelfde uitkomsten kunnen verkrijgen. Ook wel reproduceerbaarheid genoemd.
Betrouwbaarheidsinterval Het interval van numerieke waarden waarvan we met een bepaalde zekerheid mogen aannemen dat de werkelijke waarde van de parameter erin ligt. Zo geeft een 95%-be-

---

1   Naar: Offringa e.a. (2008), Bijlage 1.

trouwbaarheidsinterval de waarden aan waarvan we met 95% zekerheid mogen aannemen dat de werkelijke waarde van de bestudeerde parameter zich ertussen bevindt. Hoe smaller het betrouwbaarheidsinterval, des te preciezer de schatting van de waarde van de bestudeerde parameter. Een betrouwbaarheidsinterval wordt smaller naarmate er meer patiënten in het onderzoek zijn opgenomen.
Bias (vertekening) Vertekening van de resultaten van een onderzoek door systematische fouten die worden veroorzaakt door de manier waarop een empirisch onderzoek is ontworpen en uitgevoerd.
Blindering in effectonderzoek Onwetendheid over de toegewezen behandeling in effectonderzoek.
Blindering van de patiënt: door blindering van de patiënt wordt voorkomen dat deze door zijn voorkeuren bewust of onbewust een grotere compliance met het protocol zal hebben en de uitkomstmeting daardoor wordt beïnvloed. Blindering van de patiënt wordt bereikt door de index- en referentiebehandeling uiterlijk identiek te maken (in de vorm van een placebobehandeling).
Blindering van de behandelaar: door blindering van de behandelaar wordt voorkomen dat deze, omdat hij op de hoogte is van de aard van de toegewezen behandeling, een bepaald enthousiasme zal uitstralen (selectieve vergroting van het placebo-effect) en zich in verschillende mate aan het onderzoeksprotocol zal houden (door bijvoorbeeld aan de placebogroep aanvullende behandeling aan te bieden).
Blindering van de effectbeoordelaar: door blindering van de effectbeoordelaar wordt voorkomen dat deze de effecten van index- en referentiebehandeling verschillend zal beoordelen.

Confounding Vermenging van het effect van de bestudeerde determinant (centrale determinant) op de uitkomst door andere determinanten. Een determinant is een confounder als deze zelf een onafhankelijke determinant is van de bestudeerde uitkomst én gerelateerd is aan de centrale determinant, maar geen tussenschakel is in de keten tussen de centrale determinant en de uitkomst. Een voorbeeld van confounding: het relatieve risico voor het optreden van een myocardinfarct van personen met factor X ten opzichte van personen zonder factor X bedraagt 4. Als het percentage rokers onder personen met factor X hoger is dan onder personen zonder die factor, wordt een deel van de myocardinfarcten bij personen met X mogelijk veroorzaakt door roken. Na correctie in de analyse voor

roken bedraagt het relatieve risico 2. Roken, een determinant van myocardinfarct, is in dit voorbeeld een confounder voor de relatie tussen factor X en myocardinfarct.
Controlegroep Zie *referentiegroep*.

Doelmatigheid Werkzaamheid van een interventie vastgesteld in interventieonderzoek onder voor de onderzochte groep gangbare dagelijkse omstandigheden (medische zorg). Deze vorm van evaluatie omvat zowel de *effectiviteit* als het gangbare gebruik in de praktijk. Zie ook *effectiviteit*.

Effectiviteit Werkzaamheid van een interventie zoals vastgesteld in interventieonderzoek onder ideale omstandigheden. Geeft antwoord op de vraag: hebben patiënten meer baat bij dan schade van deze interventie? Zie ook *doelmatigheid*.
Effectmaat Eenheid waarmee het effect in een groep afgezet wordt tegen dat in een andere groep. Voorbeelden van effectmaten (associatiematen) zijn de *absolute risk reduction*, het *relatieve risk* en de *oddsratio*.

Fout-negatieven (in diagnostisch onderzoek) Personen die op grond van de uitslag van een diagnostische test (*indextest*) ten onrechte als niet-ziek geduid worden.
Fout-positieven (in diagnostisch onderzoek) Personen die op grond van de uitslag van een diagnostische test (*indextest*) ten onrechte als ziek geduid worden.

Gouden standaard Zie *referentietest*.

Indexgroep In een *randomized clinical/controlled trial*: de groep personen die de onderzochte interventie ontvangen of eraan blootgesteld zijn.
Indextest In diagnostisch onderzoek: de test waarvan de diagnostische eigenschappen worden onderzocht.
Intention-to-treat-analyse Analyse waarbij de allocatie van de patiënt bij randomisatie gerespecteerd wordt. Iedere patiënt blijft in de oorspronkelijk door randomisatie gevormde groep, ongeacht de uiteindelijk toegepaste behandeling en eventuele co-interventies, non-compliance en dergelijke. Zie ook *per-protocol-analyse*.

Kans op de uitkomst in de indexgroep Het aantal patiënten in de indexgroep dat onder invloed van de interventie de gewenste uitkomst laat zien, afgezet tegen het totale aantal patiënten in de indexgroep.

Kans op de uitkomst in de referentiegroep Het aantal patiënten in de referentiegroep dat onder invloed van de controlebehandeling de gewenste uitkomst laat zien, afgezet tegen het totale aantal patiënten in de referentiegroep.

Likelihoodratio van een negatieve test (LR-) (in diagnostisch onderzoek) De verhouding tussen de kans op een negatieve uitslag op de *indextest* bij personen met de ziekte en de kans op een negatieve testuitslag bij personen zonder de ziekte. Een diagnostische test is informatiever naarmate de LR- dichter tot o nadert.

Likelihoodratio van een positieve test (LR+) (in diagnostisch onderzoek) De verhouding tussen de kans op een positieve uitslag op de *indextest* bij personen met de ziekte en de kans op een positieve testuitslag bij personen zonder de ziekte. Een diagnostische test is informatiever naarmate de LR+ dichter tot oneindig nadert.

Meta-analyse Een *systematische review* waarin tevens een kwantificering van de resultaten plaatsvindt. In een meta-analyse worden de afzonderlijke resultaten gecombineerd tot één overallschatting van het effect van de bestudeerde interventie (*poolen*). Een meta-analyse kan daarnaast tevens een analyse van bronnen van heterogeniteit bevatten.

Negatief-voorspellende waarde (VW-) In diagnostisch onderzoek: achterafkans op de afwezigheid van ziekte bij een negatieve uitslag van de *indextest*, ofwel de proportie niet-zieken (vastgesteld met de *gouden standaard*) onder de personen met een negatieve uitslag op de *indextest*. Wordt ook voorspellende waarde negatieve testuitslag genoemd.

Number needed to treat (NNT) Het aantal patiënten dat met de interventie behandeld dient te worden om één gewenste gebeurtenis meer te bereiken dan met de referentiebehandeling verkregen zou zijn. De NNT is afhankelijk van het achtergrondrisico.

Odds De verhouding tussen de kans op het optreden van een bepaalde gebeurtenis en de kans op het niet optreden ervan. Als de kans op genezing 0,75 (75%) bedraagt, dan is de kans op geen genezing 0,25 (25%) en de odds voor genezing 0,75 / 0,25 = 3. In woorden: de kans op genezing is drie keer zo groot als de kans op geen genezing.

Odds-ratio (OR) De verhouding tussen twee *odds*. De odds-ratio is een maat voor de sterkte van het verband tussen een determinant en een uitkomst. In cohortonderzoek geeft de odds-ratio de verhouding weer van de odds voor de bestudeerde uitkomst (ziekte) van blootgestelden en die van niet-blootgestelden (ziekteodds-ratio). In patiëntcontroleonderzoek geeft de odds-ratio de verhouding weer van de *odds* voor blootstelling van patiënten en die van controles (blootstellingsodds-ratio). Ziekteodds-ratio en blootstellingsodds-ratio verschillen weliswaar conceptueel, maar zijn mathematisch identiek. Bij zeldzame uitkomsten (waarvan doorgaans sprake is in *patiëntcontroleonderzoek*) is de odds-ratio een goede schatter van het *relatieve risico*. Als de odds-ratio gelijk is aan 1 (neutrale waarde), is er geen relatie of verschil in effect.

P-waarde De kans op het vinden van een effect zoals in het onderhavige onderzoek onder de aanname dat de nulhypothese waar is. Voorbeeld: in een onderzoek wordt een *absolute risicoreductie* (ARR) gevonden van 0,25 (25%). De nulhypothese luidt 'ARR = 0' en de gevonden p-waarde is 0,03. Dit betekent: als in werkelijkheid de ARR 0 is (ofwel als er in werkelijkheid geen verschil in effect is tussen beide groepen), dan zal bij oneindig keer herhalen van een onderzoek zoals het onderhavige in 3% van de gevallen een ARR worden gevonden die 0,25 of meer verschilt van 0.

Per-protocol-analyse Analyse waarbij alleen gegevens van patiënten worden gebruikt die volledig volgens het onderzoeksprotocol zijn behandeld. Zie ook *intention-to-treat-analyse*.

Placebo Interventie die volledig gelijk is aan de onderzochte interventie, maar dan zonder het werkzame gedeelte. Placebo wordt in een onderzoek aan deelnemers in de referentiegroep gegeven. In geval van medicatie dient de placebo dezelfde kleur, grootte, smaak en consistentie te hebben als het onderzochte middel. Ook bij niet-medicamenteuze interventies, zoals fysiotherapie, kan placebobehandeling worden gegeven.

Poolen Het combineren van de resultaten van afzonderlijke onderzoeken tot één overallschatting van het effect.

Positief-voorspellende waarde (VW+) (in diagnostisch onderzoek)
Achterafkans op de aanwezigheid van ziekte bij een positieve uitslag van de *indextest*, ofwel de proportie zieken (vastgesteld met de *gouden standaard*) onder de personen met een positieve uitslag op de indextest. Wordt ook voorspellende waarde positieve testuitslag genoemd.
Prevalentie De proportie personen met een ziekte in een gemeenschap op een gegeven moment. Kan worden uitgedrukt voor één meetmoment (puntprevalentie) of voor een bepaalde periode (periodeprevalentie). In diagnostisch onderzoek is de puntprevalentie de *voorafkans* (*a priori-kans*) op de ziekte.
Protocol Een protocol heeft het karakter van een voorschrift of een in de praktijk gehanteerde regel, bijvoorbeeld als afgeleide van een *richtlijn*. Een protocol is specifiek en gaat vooral in op de organisatorische context op de werkvloer. Geven richtlijnen aan wat, in de meeste gevallen, gedaan moet worden, protocollen beschrijven hóe dat moet geschieden. Protocollen worden daarom ook veelal lokaal geformuleerd, rekening houdend met de mogelijkheden en beperkingen van de betreffende praktijk.
Publicatiebias Vertekening in meta-analyse van gepubliceerde onderzoeken, die wordt veroorzaakt door het feit dat onderzoeken met positieve resultaten meer kans hebben om gepubliceerd te worden dan onderzoeken met negatieve resultaten. Het gevolg is dat in overzichten van gepubliceerde literatuur de behandeling positievere resultaten lijkt op te leveren dan in werkelijkheid het geval is.

Randomisatie Aselecte toewijzing (allocatie). Bij randomisatie wordt gebruikgemaakt van het toeval om behandeling aan (een) index- of referentiegroep(en) toe te wijzen. Randomisatie houdt in dat ieder individu (of andere eenheid van randomisatie) een gelijke kans heeft om elk van de interventies te krijgen. Een goede randomisatie maakt gebruik van bijvoorbeeld een tabel met aselecte getallen of een door een computer aangemaakte randomisatielijst. Er moet gewaarschuwd worden voor andere methoden van toewijzing die als randomisatie worden beschreven, maar dit niet echt zijn: toewijzing op geboortedatum, volgorde van binnenkomst, dag van de week, maand van het jaar, dossiernummer. Deze methoden heten wel 'quasi-random' en zijn minder valide.
Randomized clinical/controlled trial (RCT) Onderzoek waarin het effect van een interventie wordt vergeleken met dat van een contro-

le-interventie en waarbij aselecte toewijzing (*randomisatie*) van patiënten aan de indexgroep en referentiegroep wordt toegepast.

Referentiegroep (in patiëntcontroleonderzoek) De groep personen zonder de bestudeerde ziekte of aandoening. In een *randomized clinical/controlled trial* of cohortonderzoek: de groep personen die het onderzochte werkzame gedeelte van de interventie niet ontvangen of niet blootgesteld zijn.

Referentietest (in diagnostisch onderzoek) De test waarvan algemeen geaccepteerd wordt dat deze de werkelijke situatie (ziek of niet-ziek) het beste weergeeft, ook wel *gouden standaard* genoemd. Bij afwezigheid van een referentietest wordt de te bestuderen *indextest* vaak vergeleken met de best voorhanden zijnde referentietest of wordt het langetermijnbeloop van de aandoening als referentietest gebruikt. Uitkomsten van onderzoeken kunnen onderling verschillen omdat verschillende referentietests zijn gebruikt.

Relative risk (RR) Verhouding van de kans op de bestudeerde uitkomst in twee cohorten personen. Het relatieve risico is een maat voor de sterkte van het verband tussen een determinant en een uitkomst. In cohortonderzoek geeft het relatieve risico de verhouding weer van de kans op de bestudeerde uitkomst (bijvoorbeeld sterfte of ziekte) van blootgestelden en die van niet-blootgestelden. In *randomized clinical/controlled trials* geeft het relatieve risico de verhouding weer van de kans op de bestudeerde uitkomst in de indexgroep en die in de referentiegroep. Als het relatieve risico gelijk is aan 1 (neutrale waarde) is er geen relatie of verschil in effect.

Relative benefit (RB) Kans op verbetering door de indexbehandeling, gedeeld door de kans op verbetering door de controlebehandeling. Zie ook *relative risk*.

Relative benefit increase (RBI) De grootte van de toename van de kans op verbetering. Zie ook *relative risk reduction*.

Relative risk reduction (RRR) De proportionele verlaging van het risico op een ongunstige uitkomst door toepassing van de interventie. Zie ook *relative benefit increase*.

Richtlijn Een document met aanbevelingen, adviezen en handelingsinstructies ter ondersteuning van de dagelijkse praktijkvoering in de gezondheidszorg, berustend op de resultaten van wetenschappelijk onderzoek met daarop gebaseerde discussie en aansluitende meningsvorming, gericht op het expliciteren van goed medisch handelen. Als synoniem voor 'richtlijn' kan 'aanbeveling' worden gebruikt. Richtlijnen beogen een leidraad te geven voor de dagelijkse praktijk.

Risico De kans op het krijgen van de bestudeerde uitkomst (sterfte, ziekte, aandoening of behandelingsresultaat). Als de bestudeerde uitkomst in een groep van 100 patiënten 25 keer wordt waargenomen, is het risico (of de kans) op de uitkomst 0,25 (ofwel 25%).

Risicoverschil Zie *absolute risicoreductie* of *absolute benefit increase*.

Sensitiviteit (in diagnostisch onderzoek) De proportie *terecht-positieven* onder de zieken, ofwel de proportie van de groep personen met de onderzochte ziekte die met de *indextest* terecht als ziek geclassificeerd wordt.

Significantie Situatie waarin de p-waarde lager is dan een vooraf vastgestelde onbetrouwbaarheidsdrempel (doorgaans 5%) of indien het *betrouwbaarheidsinterval* de neutrale waarde van de bestudeerde parameter niet omvat.

Specificiteit (in diagnostisch onderzoek) De proportie *terecht-negatieven* onder de niet-zieken, ofwel de proportie van een groep personen zonder de onderzochte ziekte die met de *indextest* terecht als niet-ziek geclassificeerd wordt.

Standaard Voor een standaard geldt dat de uitkomsten van en de voorkeur voor bepaalde interventies bekend zijn. Standaarden laten daarmee weinig ruimte voor het níet volgen ervan. Ze kunnen dan ook aangeduid worden als 'vereisten'. Het Nederlands Huisartsen Genootschap (NHG) heeft tot op heden echter richtlijnen uitgebracht onder de naam standaard, waardoor het begrip, in deze context, een wat andere betekenis heeft gekregen. Het in de Engelse literatuur gehanteerde begrip 'standards' heeft betrekking op minimumeisen c.q. minimale normen waaraan een beroepsbeoefenaar geacht wordt te voldoen.

Systematische review Een systematisch overzicht van de stand van zaken van medisch-wetenschappelijk onderzoek. Een systematische review is transparant en reproduceerbaar en gaat uit van een expliciete vraagstelling, een uitgebreide zoekstrategie, een ondubbelzinnige procedure voor selectie van onderzoeken, een beoordeling van de kwaliteit van de onderzoeken en een transparante presentatie van de resultaten.

Terecht-negatieven (in diagnostisch onderzoek) Personen die op grond van de uitslag van een diagnostische test (*indextest*) terecht als niet-ziek worden geduid.

Terecht-positieven (in diagnostisch onderzoek) Personen die op grond van de uitslag van een diagnostische test (*indextest*) terecht als ziek worden geduid.

Validiteit Afwezigheid van systematische fouten. Bijvoorbeeld validiteit van een meetinstrument: een meetinstrument is valide als het werkelijk meet wat het beoogt te meten.

Voorafkans (in diagnostisch onderzoek) De kans op de vermoede ziekte of aandoening in de onderzochte groep personen. Is hetzelfde als de prevalentie van de ziekte of aandoening.

Voorspellende waarde negatieve testuitslag (VW-) Zie *negatief-voorspellende waarde*.

Voorspellende waarde positieve testuitslag (VW+) Zie *positief-voorspellende waarde*.

Over de auteurs

Hanneke Kalf (1961) is logopedist sinds 1982 en is in die hoedanigheid vooral werkzaam geweest in ziekenhuizen. Sinds 2000 werkt zij als logopedist en wetenschappelijk onderzoeker in het UMC St Radboud in Nijmegen. Haar onderzoek richt zich op orofaryngeale slikstoornissen, onder andere bij parkinsonpatiënten. Ze geeft geregeld cursussen in binnen- en buitenland over de logopedische behandeling van slikstoornissen. Zij is eerste auteur van de evidence-based richtlijn *Logopedie bij de ziekte van Parkinson* en draagt de principes van evidence-based handelen ook internationaal uit. Sinds 2009 is zij voorzitter van de CPLOL, de Europese koepelorganisatie van logopedieverenigingen.

Joost de Beer (1954) heeft tot 1978 Algemene Taal- en Literatuurwetenschap gestudeerd aan de Katholieke Universiteit Nijmegen. In 1980 is hij begonnen als docent aan de opleiding Fysiotherapie en een jaar later aan de opleiding Logopedie van de Hogeschool van Arnhem en Nijmegen. De laatste jaren concentreert zijn werk aan beide opleidingen zich op het onderwijs in methoden en technieken van onderzoek. Sinds 2003 is hij lid van de kenniskring bij het lectoraat Arbeid en Gezondheid. Zijn onderzoek concentreert zich op de arbeidsparticipatie van werknemers met dyslexie.

Register

A
ABI   40, 90, 96
absolute benefit increase   40, 90, 96
absolute risk reduction   90, 134
absoluut risico   132
achterafkans   61, 64, 67
ARR   90

B
betrouwbaarheid   25, 83, 101, 110, 112
betrouwbaarheidsinterval   12, 20, 40
BI   20
bias   50, 79
blindering   35, 37, 44, 50, 84

C
confounding   25
controlegroep   72

E
effectiviteit   10, 16, 22, 30, 42, 79, 118
effectmaat   92, 94

F
fout-negatieven   54, 64
fout-positieven   54, 64

G
gouden standaard   45, 46, 48, 55

I
indexgroep   40, 72, 80, 84, 96
indextest   21, 25, 46, 47, 70
intention-to-treat-analyse   36

K
kans   69
kans op de uitkomst   90

L
likelihoodratio   61
likelihoodratio van een negatieve test   70
likelihoodratio van een positieve test   70
LR-   63, 70
LR+   63, 70

M
meta-analyse   30, 42

N
narratieve review   29
negatief-voorspellende waarde   55, 57, 71
negatieve likelihoodratio   63
NNT   20, 90, 92, 94
number needed to treat   20, 90, 92

O
odds   13, 67, 69
odds-ratio   40, 134

P
per-protocol-analyse   81
placebo   16, 133
poolen   30, 42
positief-voorspellende waarde   55, 57, 71
positieve kansverhouding   61
prevalentie   55, 64, 67
protocol   11, 29, 35, 39, 43, 76, 81, 85, 100, 107, 112, 118

publicatiebias   31, 32, 34
p-waarde   19

R
randomisatie   35, 37, 43, 78, 96
randomized clinical/controlled trial   18, 33, 35, 72
RB   96
RBI   90, 94, 96
RCT   18, 33, 35, 72, 77, 117, 122
referentiegroep   40, 72, 80, 93, 96
referentietest   25, 36, 46, 54, 70, 83, 122
relative benefit   96
relative benefit increase   90, 94, 96
relative risk reduction   90
richtlijn   19, 23, 27, 30, 103, 116, 117, 120
risico   16, 47
RRR   90

S
sensitiviteit   55, 58, 62
significantie   19, 89
specificiteit   55, 62
standaard   26, 30
systematische review   12, 18, 23, 27, 30, 32, 37, 40, 44, 103

T
terecht-negatieven   54, 127
terecht-positieven   54, 127

V
validiteit   25, 30, 35, 45, 73, 77, 83, 86, 89, 101, 110, 120
voorafkans   60, 64, 67
voorspellende waarde   20, 56, 64, 67
VW-   57
VW+   57

GPSR Compliance

The European Union's (EU) General Product Safety Regulation (GPSR) is a set of rules that requires consumer products to be safe and our obligations to ensure this.

If you have any concerns about our products, you can contact us on

ProductSafety@springernature.com

In case Publisher is established outside the EU, the EU authorized representative is:

Springer Nature Customer Service Center GmbH
Europaplatz 3
69115 Heidelberg, Germany

www.ingramcontent.com/pod-product-compliance
Ingram Content Group UK Ltd.
Pitfield, Milton Keynes, MK11 3LW, UK
UKHW051251180426
11947UKWH00020B/1646